os
cinco pilares
do
autocuidado

Dr. Gregory Scott Brown

os cinco pilares do autocuidado

*Práticas essenciais para superar a ansiedade
e a depressão e revitalizar suas energias*

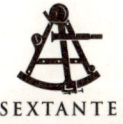

Traduzido por Beatriz Medina

Título original: *The Self-healing Mind*

Copyright © 2022 por Gregory Scott Brown, MD
Copyright da tradução © 2024 por GMT Editores Ltda.

Publicado mediante acordo com Harper Wave, um selo da HarperCollins Publishers.

Todos os direitos reservados. Nenhuma parte deste livro pode ser utilizada ou reproduzida sob quaisquer meios existentes sem autorização por escrito dos editores.

coordenação editorial: Alice Dias
produção editorial: Livia Cabrini
preparo de originais: Ana Tereza Clemente
revisão: Priscila Cerqueira e Rafaella Lemos
diagramação: Valéria Teixeira
capa: Natali Nabekura
impressão e acabamento: Associação Religiosa Imprensa da Fé

CIP-BRASIL. CATALOGAÇÃO NA PUBLICAÇÃO
SINDICATO NACIONAL DOS EDITORES DE LIVROS, RJ

B898c

Brown, Gregory Scott
 Os cinco pilares do autocuidado / Gregory Scott Brown ; tradução Beatriz Medina. – 1. ed. – Rio de Janeiro : Sextante, 2024.
 256 p. ; 21 cm.

 Tradução de: The self-healing mind
 ISBN 978-65-5564-851-5

 1. Ansiedade. 2. Depressão. I. Medina, Beatriz. II. Título.

24-88639
CDD: 152.46
CDU: 159.942.2

Gabriela Faray Ferreira Lopes – Bibliotecária – CRB-7/6643

Todos os direitos reservados, no Brasil, por
GMT Editores Ltda.
Rua Voluntários da Pátria, 45 – 14º andar – Botafogo
22270-000 – Rio de Janeiro – RJ
Tel.: (21) 2538-4100
E-mail: atendimento@sextante.com.br
www.sextante.com.br

Para Patsy, Trevor e Tram-Anh

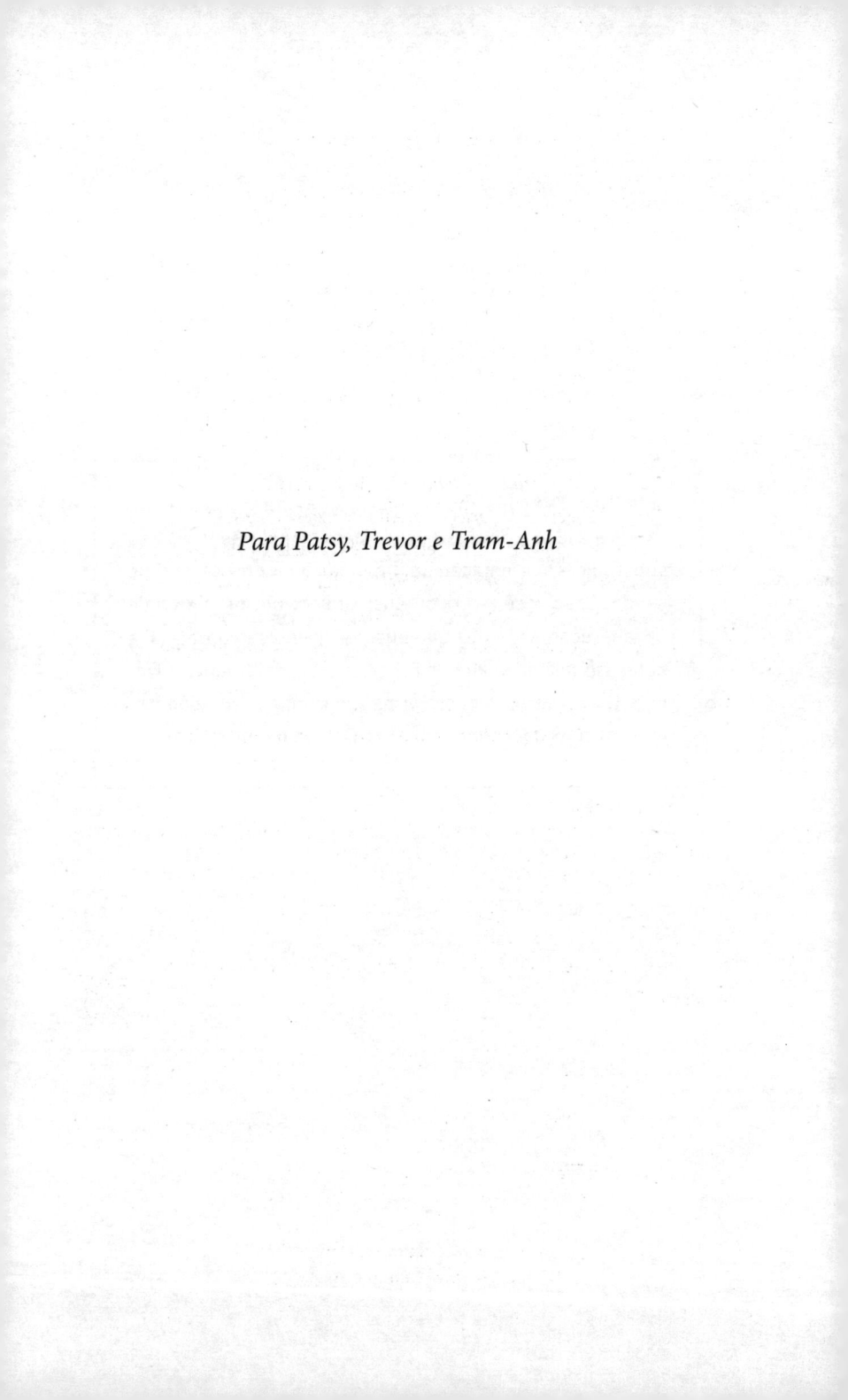

Este livro traz conselhos e informações relativos aos cuidados à saúde e deve ser usado para complementar – não substituir – a orientação de um médico ou profissional de saúde. Caso você tenha ou suspeite ter um problema de saúde, recomendamos que busque orientação apropriada antes de iniciar qualquer programa ou tratamento. Fizemos todo o esforço possível para garantir a exatidão das informações aqui contidas até a data da publicação.

SUMÁRIO

INTRODUÇÃO   9

PARTE I: UMA NOVA PERSPECTIVA   19

Capítulo 1: Redefinindo a saúde mental   21
Capítulo 2: Sua linda mente   36
Capítulo 3: A cura além da medicina   54
Capítulo 4: A sobrevivência do mais apto   74
Capítulo 5: Desistindo da morte   94

PARTE II: OS CINCO PILARES DO AUTOCUIDADO   113

Capítulo 6: Levando a atenção à respiração   115
Capítulo 7: A solução do sono   141
Capítulo 8: Entre em contato com seu ser espiritual   161
Capítulo 9: A medicina no prato   183
Capítulo 10: Mexa o corpo para o bem da mente   210

CONCLUSÃO: Incorporando os cinco pilares do autocuidado   230
AGRADECIMENTOS   233
NOTAS   237

INTRODUÇÃO

No início da primavera de 2020, um paciente de longa data estendeu a mão para apertar a minha ao fim da sessão de terapia. Quase imediatamente, ele percebeu a gafe. "Por quanto tempo você acha que vamos precisar fazer isso?", perguntou ele, rindo, enquanto tocava meu cotovelo com o dele.

Em resposta, só pude dar de ombros. Na época, começávamos a ver o aumento de casos de Covid-19 nos Estados Unidos, mas eu não fazia ideia de que a pandemia do coronavírus varreria o mundo como um terremoto, transformando toda a paisagem dos cuidados de saúde que conhecíamos até então – inclusive os tratamentos de saúde mental. Também não era possível prever que, por causa dos protocolos para o controle de infecções, eu teria de fechar meu consultório e suspender as sessões presenciais algumas semanas depois. A vida estava mudando – e depressa.

Comecei a atender meus pacientes virtualmente, fazendo o possível para me conectar com eles através de tablets e telas. Precisei suspender também minhas práticas favoritas de bem-estar, como as visitas regulares ao estúdio de yoga, e considerar com mais atenção como poderia incentivar os pacientes a manterem suas rotinas de autocuidado.

À medida que o novo coronavírus ia se espalhando, notei um aumento nos pedidos de novas consultas. Havia várias razões para isso. Algumas pessoas se sentiam cada vez mais isoladas com a quarentena e as diretrizes de distanciamento social. Outras tiveram dificuldade para se acostumar com o trabalho remoto ou para lidar com os filhos que faziam aulas on-line. Outras ainda simplesmente temiam o vírus e o impacto de longo prazo que ele poderia ter sobre a família ou a empresa em que trabalhavam. Todo mundo se virava como podia; mas, para uma grande parte da população, a situação contribuiu para aumentar a ansiedade e o pensamento negativo. Em alguns casos, havia também a questão do abuso de substâncias, porque muita gente passou a recorrer ao álcool ou às drogas para lidar com o estresse.

A Covid-19 estava longe de ser o único problema a nos assombrar. Nos Estados Unidos, na esteira do assassinato de George Floyd e de Breonna Taylor pela polícia, da xenofobia contra americanos de origem asiática e de um ciclo caótico de notícias, as imagens de brutalidade e agitação civil eram entregues em nossa casa todos os dias. Além de recebermos a dose diária de mortes causadas por esse vírus novo e insidioso, assistíamos, em nosso celular e na televisão, ao trauma físico e emocional acumulado de milhões de americanos racializados. Essa combinação nos cobrou um alto preço, e logo a pauta da saúde mental entrou na ordem do dia. Passamos a pensar mais sobre ela, mesmo que nem sempre falássemos a respeito. Embora eu já estivesse preparando este livro há anos, a turbulência de 2020 me fez reavaliar o estado de minha própria mente enquanto continuava tratando meus pacientes. Naquele momento tornou-se evidente que era mais imprescindível do que nunca compartilhar com os leitores meus pensamentos sobre a importância do autocuidado e da atenção à saúde mental.

Meu trabalho me dá a oportunidade de ouvir muitas histórias – tanto dos pacientes no consultório quanto dos atletas, músicos, atores e jornalistas com os quais costumo conversar na tentativa de reduzir o estigma da saúde mental. Muitos desses interlocutores sofreram de depressão e insônia ou cresceram em um lar complicado. Alguns só precisam ter com quem conversar – um ombro amigo, alguém com quem possam desabafar em segurança para elaborar o que pensam e sentem.

A prática da psiquiatria é uma lição de humildade, mesmo na melhor das circunstâncias. Nenhum psiquiatra é onisciente e, sendo a mente uma entidade tão desconcertante, precisamos estar abertos a várias maneiras diferentes de pensar e de abordar questões comuns. Aprendo bastante com meus pacientes e com as pessoas com as quais converso sobre saúde mental. Posso dizer que, em certos dias, essas conversas são quase uma terapia para mim – justo a pessoa que deveria estar dando conselhos.

Às vezes, um de meus pacientes me conta um insight pessoal e penso: *Que ideia interessante, nunca pensei sobre isso dessa forma.* Ou: *Essa é uma ótima abordagem para administrar melhor aquele pensamento. Acho que eu deveria experimentar.* Mais do que nunca, me vi escutando essas pérolas de sabedoria no verão de 2020, quando o movimento Black Lives Matter e os protestos contra a injustiça racial pareciam estar em máxima evidência. Como um dos poucos psiquiatras negros dos Estados Unidos – somos menos de 5% no total –, parecia que todo mundo queria saber minha opinião sobre o assunto. Pacientes, amigos e até mesmo alguns repórteres queriam conhecer minhas percepções sobre os efeitos da questão racial na saúde mental e discutir como poderíamos nos entender e nos comunicar melhor uns com os outros para abordar essa questão. Quando estava sozinho, eu me fazia essas mesmas perguntas várias vezes ao dia – e era difícil encontrar respostas concretas. Digo isso porque, para estar em melhores condições para dar e receber conselhos, é essencial admitir que não temos todas as soluções.

Eu não tenho todas as respostas.

Dito isso, meu papel é ajudar os pacientes a encontrar propósito, equilíbrio, contentamento e esperança, dividindo com eles o que sei sobre medicina, ciência e fé. Ao fazer isso, espero que entendam que, com uma boa saúde mental, eles estarão mais perto de vivenciar plenamente os momentos de felicidade da vida. Embora seja uma parte fundamental dessa jornada, o auxílio de um profissional de saúde mental não é o único fator em jogo. A maioria dos pacientes não costuma se consultar regularmente com um psiquiatra por várias razões, que vão desde o preconceito até as restrições dos planos de saúde. As consultas podem acontecer uma vez por semana, mas o mais comum é que ocorram uma vez por mês. Quando se consultam com um psicólogo, por exemplo, as visitas costumam ser mais frequentes, mas também podem ser caras. Por isso é tão importante entender que é na vida fora do consultório do terapeuta, nos dias e horas entre as sessões, que o trabalho mais importante acontece. É nesse contexto que os atos de autocuidado podem fazer uma grande diferença em seu bem-estar físico e mental.

A abordagem objetiva

Os cuidados de saúde mental são um campo tão repleto de nuances que algumas pessoas chegam a afirmar serem tanto uma arte quanto uma ciência. Lembro que, no início de minha formação, perguntei à minha mentora qual antidepressivo deveria receitar a um paciente específico. Fiquei surpreso quando ela respondeu com um sorriso confiante e seu sotaque afetuoso: "Seis de um, meia dúzia do outro. Doutor, o senhor escolhe."

Com essa história não quero dizer que a prática da psiquiatria seja um jogo de dados, muito menos que todos os antidepressivos sejam intercambiáveis. Não. Quero dizer que o cérebro é complexo. As pessoas são complexas. As diversas opções de tratamento disponíveis são – adivinhe só – complexas também.

Assim, quando você trabalha para ajudar alguém que enfrenta uma doença mental, precisa saber que há uma variedade de opções para determinar o melhor caminho a seguir. Você logo descobre que nossos pensamentos, sentimentos e comportamentos não resultam apenas de mudanças neuroquímicas do cérebro. Não é tão simples. Quando se trata de encontrar maneiras de ajudar as pessoas a se sentirem melhor, o contexto é importantíssimo e tem que ser levado em conta.

Na faculdade de medicina, aprendi a aplicar o método científico, a ler e interpretar dados clínicos e a importância de basear minhas opiniões em fatos. Os médicos são treinados para pensar objetivamente. Em meu estágio clínico num hospital comunitário de Houston, quando eu estava no terceiro ano, os professores adoravam nos interrogar sobre casos clínicos complexos. Quando apresentávamos a resposta e tentávamos explicar qual era o problema, sempre ouvíamos a pergunta: "Quais são as provas dessa afirmação?" Tentar responder com um palpite, uma tendência, uma história médica ou mesmo alguma experiência clínica não satisfazia aquelas barbas grisalhas com jaleco branco comprido. Essa estratégia levava à humilhação pública. Não demorei a aprender que, para evitar que isso acontecesse, era melhor acumular estudos. Citar uma fonte confiável, como um relatório clínico da *New England Journal of Medicine*, era a melhor maneira de sustentar nossa teoria e manter os críticos sob controle.

É em parte por causa dessa abordagem objetiva da medicina que o sistema de saúde ocidental é considerado um dos mais avançados e confiáveis do mundo. Nos Estados Unidos, os medicamentos precisam ser aprovados pela Food and Drug Administration (FDA) [equivalente à Anvisa Brasil] e são meticulosamente testados e retestados para verificar sua segurança e eficácia. Os médicos não curam com base na intuição; eles receitam tratamentos baseados em evidências e cientificamente comprovados. Um protocolo específico que não tenha provas verificáveis que corroborem seu uso é quase imediatamente classificado como ilusório ou pseudocientífico.

É por isso que muitas pessoas – tanto médicos quanto pacientes – acham difícil considerar o autocuidado uma intervenção médica digna de crédito. É irônico: embora a prática de ter um papel ativo na proteção do próprio bem-estar, principalmente em épocas de grande estresse, remonte aos textos médicos mais antigos, as pessoas ainda a desconsideram, como se fosse um tipo de charlatanismo. Mas, dia a dia, o conjunto de provas a favor da eficácia do autocuidado só faz crescer. Cada vez mais estudos científicos estão demonstrando que atividades como exercícios físicos, yoga, meditação e práticas espirituais têm seu papel para promover a resiliência e a saúde mental – e até para aliviar os sintomas de doenças mentais comuns como a depressão e a ansiedade. Quando começamos a olhar o quadro científico mais amplo, as pesquisas mostram com clareza que *essas coisas dão certo*. Então, por que não falamos mais sobre elas?

Um novo tipo de autocuidado

Se já consultou um psiquiatra ou só pensou em fazê-lo, você compreende que dar os passos necessários para a primeira sessão não é nada fácil. É bem provável que, para vencer o estigma ou o orgulho que o impedia de marcar uma consulta, você estivesse com sentimentos fortes de desamparo ou talvez uma grande necessidade de alguma orientação.

Todos os pacientes com quem trabalhei e as inúmeras conversas que se desenrolaram nessas sessões me mostraram que a mente é complicada. Muito mais do que eu pensava quando estava na faculdade de medicina. A capacidade que a mente tem de sonhar, amar, imaginar e ter esperança é uma força poderosa no caminho do bem. Mas a mente é igualmente capaz de produzir ansiedade, vergonha e dúvidas sobre si mesmo. Tentar equilibrar essas forças não é uma tarefa simples.

Os diagnósticos psiquiátricos de doenças como depressão, ansiedade e transtorno do estresse pós-traumático (TEPT) – só para citar alguns – vêm acompanhados de diretrizes de tratamento. Embora não haja uma abordagem única para ajudar quem convive com esses problemas, pelo menos há um plano de ação. Muitos, porém, nunca atenderão aos critérios para um diagnóstico clínico e, ainda assim, convivem com a infelicidade, a solidão, a desconexão e a falta de propósito. Esses problemas podem ter um impacto tão grande na qualidade de vida de um indivíduo quanto uma doença mental diagnosticada. E tudo isso praticamente garante que não teremos uma vida plena – pelo menos até darmos um jeito de incluir os cuidados com a saúde mental na nossa rotina.

Infelizmente, costuma ser mais fácil falar do que fazer. Quando queremos trabalhar em prol da nossa saúde mental, tendemos a procurar respostas simples. Tentamos desesperadamente identificar passos fáceis para a felicidade. Procuramos o segredo do sucesso. Queremos acreditar que existe um único fator – algo bem simples – capaz de virar nossa vida pelo avesso e melhorá-la como um todo. O problema é que isso com frequência não nos leva a lugar nenhum.

Apesar disso, eu me identifico. Eu também leio livros de desenvolvimento pessoal. Tenho muita vontade de responder às perguntas básicas da vida – *Quem sou? Por que estou aqui?* –, então acho esses livros quase irresistíveis. Livros de autoajuda tiveram um papel importante na minha criação. E eles costumavam fazer com que me sentisse momentaneamente melhor. Eu achava que me explicavam por que sou do jeito que sou, o que me faz vibrar, que carreira seria a mais indicada para mim e de que tipo de parceira romântica eu precisava. Aprendi os hábitos das pessoas altamente eficazes. Entendi que há coragem em ser imperfeito. Adotei as ferramentas para fazer amigos e influenciar pessoas. Reconheci o poder do propósito.

Até que a certa altura percebi que tinha esgotado meu interesse por esses livros. Descobri que dava para prever o que viria em seguida, das histórias às recomendações. E que dava para seguir os conselhos desses livros sem muito esforço de minha parte. A princípio, fui uma esponja de autoajuda, absorvendo todos os conselhos possíveis. Achei que, quando a vida ficasse difícil ou totalmente horrível, essas leituras me dariam as ferramentas necessárias para consertar qualquer confusão que surgisse. Talvez por isso tenha sido pego de surpresa quando, com 20 e poucos anos, caí numa depressão esmagadora que era só minha.

Embora eu seja psiquiatra, não sou imune à doença mental. Por isso, posso lhe dizer com convicção que é possível compreender totalmente seu propósito mais elevado e ainda se sentir incapaz. É possível aceitar plenamente o desafio de ser vulnerável e, mesmo assim, ter dificuldade de se conectar com os outros ou de encontrar a motivação necessária para continuar seguindo em frente. Também posso dizer com toda a certeza que até as pessoas mais resilientes ficam na pior – às vezes, em reação a um problema que parece pequeno ou irrelevante. Posso dizer isso porque todos os dias me sento diante de pacientes que enfrentaram esses desafios. Escuto as histórias deles. Sou um deles.

Posso afirmar também que você tem mais poder do que pensa quando se trata de sua saúde e do seu bem-estar mental. Não se trata de simplificar a mente para que você se sinta bem na mesma hora. Não há pílula da "felicidade" que algum médico possa lhe receitar. Em geral, esse tipo de crença leva a ainda mais desesperança. Precisamos admitir que a ciência não é capaz de explicar tudo sobre o cérebro, as doenças e a saúde mental. Com isso em mente, minha meta é lhe oferecer conhecimento e ferramentas que possam ajudá-lo a tomar decisões mais embasadas para ter mais resiliência e um maior bem-estar geral em sua vida diária. Escolhi este título para destacar que o autocuidado baseado em evidências pode, sim, melhorar sua saúde mental. Com o tempo, aprendi que o que fazemos entre as sessões é o que, em última análise, tem o maior impacto sobre nosso bem-estar. Para obter mudanças positivas, precisamos aplicar no dia a dia as diversas ideias ou estratégias que discutimos na sessão de terapia. No entanto, este livro não pretende incentivar ninguém a deixar de lado os profissionais de saúde mental nem a tomar o tratamento médico nas próprias mãos. Em vez disso, a meta é mostrar que as ferramentas para o bem-estar sustentável começam e terminam com ações essenciais de autocuidado.

Nas páginas a seguir, discutirei um modo diferente de pensar sua saúde mental. Minhas opiniões podem divergir bastante de tudo que você aprendeu. Questiono abertamente ideias muito difundidas sobre esse tema, inclusive as noções de que a doença mental seria um sinal de fraqueza, de que a depressão e a ansiedade resultam de um cérebro defeituoso ou lesionado, de que conhecer seu propósito tornará sua vida automaticamente mais fácil e de que os medicamentos psiquiátricos oferecem uma cura rápida. Esses pontos de vista vêm da minha experiência com pacientes em minha atuação profissional e da minha história pessoal. Isso compõe a Parte I do livro, na qual ajudo o leitor a ver essas questões de um jeito novo. Essa nova compreensão vai preparar você para a Parte II, na qual apresento técnicas práticas de autocuidado para melhorar sua saúde mental. Esses tópicos incluem informações sobre como abrir mão das coisas certas, como usar exercícios de respiração como remédio, como mover o corpo para melhorar seu humor, como escolher os melhores alimentos para a sua mente e como entrar em contato com a espiritualidade interior que nos conecta ao mundo que nos cerca. O tempo em que atuei como psiquiatra – e paciente – me mostrou o que dá certo e o que não dá. Essas são as lições que os pacientes me ensinaram em horas de conversas importantíssimas e que aprendi em primeira mão em minha própria jornada de autocuidado.

Minha intenção com este livro é compartilhar com você ideias e habilidades que ajudam a viver com propósito, equilíbrio, contentamento e esperança, não importa o que o mundo coloque no seu caminho. Não tenho a menor intenção de sugerir que todas as doenças mentais podem ser resolvidas por conta própria nem que antidepressivos e outros medicamentos são inúteis e desnecessários. No entanto, a verdade é que podemos fazer muitas coisas fora do ambiente clínico para ter uma boa saúde mental. Comece reconsiderando seus preconceitos sobre o assunto.

PARTE I

UMA NOVA PERSPECTIVA

Por que você escolheu este livro? Talvez você já tenha se consultado com um terapeuta ou psiquiatra. Talvez tenha até recebido em algum momento o diagnóstico de depressão ou ansiedade e a receita de um medicamento ou alguma forma de terapia para controlá-la. Talvez o medo de ser rotulado como "portador de um transtorno mental" o tenha impedido de buscar ajuda. Ou talvez você não se encaixe bem em nenhuma dessas categorias e só esteja procurando se sentir melhor porque não está plenamente satisfeito com sua vida. Não importa quem você é nem qual foi sua experiência; este livro é para você.

Antes de começar a adotar as práticas que apresento aqui, é importante redefinir sua forma de encarar sua saúde mental. O mundo está mudando – e depressa. Ficaram para trás os dias dos pacientes deitados num divã de couro enquanto um analista estoico fazia anotações. A terapia mudou para acompanhar os novos tempos e, hoje em dia, a saúde mental é menos estigmatizada. Atualmente, entendemos cada vez mais que o trabalho mais importante ocorre entre as sessões, fora do consultório do psiquiatra. Isso significa que todos nós podemos fazer muito em prol da nossa saúde mental. Antes de começarmos, é fundamental superar noções ultrapassadas. Afinal de contas, não é possível trabalhar rumo à saúde mental sem antes saber o que exatamente você pretende alcançar.

CAPÍTULO 1

REDEFININDO A SAÚDE MENTAL

Comece onde está. Use o que tem. Faça o que pode.
– Arthur Ashe

A maioria das pessoas só fala de saúde mental quando está no divã do terapeuta em busca de conselhos. Mesmo que você nunca tenha estado nessa posição, aposto que conhece alguém que já esteve. Talvez um filho ou uma filha, seu marido, sua namorada ou seu pai, e você se pergunta como demonstrar amor e apoio. É possível que você também tenha se perguntado: *O que um livro sobre saúde mental e autocuidado pode fazer por mim?* Anos antes de me tornar psiquiatra e me dedicar a estudar a mente, eu faria a mesma pergunta.

Mas hoje em dia já entendi que a saúde mental é a força motriz por trás de todas as decisões que tomamos: como vivemos, trabalhamos e amamos. O mais importante é que descobri que a conquista de uma boa saúde mental começa com uma rotina prática e viável de autocuidado. E é preciso entender que isso não significa apenas horas num spa luxuoso ou um jantar caro de comida orgânica.

Para a mente, o autocuidado, se abordado do jeito certo, é um poderoso remédio baseado em evidências. Basta aprendermos a aproveitá-lo. Houve épocas em que passei anos trabalhando com pacientes, experimentando diversos tipos de terapia e buscando a receita perfeita, quando, em última análise, a cura está em técnicas simples, às quais não costumamos dar o devido valor – práticas de autocuidado como sono, exercícios de respiração, alimentação, movimento e espiritualidade. O desafio é aprender a utilizar essas habilidades de um modo que pareça factível. É um processo que vi se desenrolar em minha própria vida, assim como em pacientes como John.

A primeira vez que o encontrei, ele tinha 50 e poucos anos e estava ansioso na sala de espera do consultório. Usava uma camisa social muito engomada e jeans de marca. Vi que segurava com força uma garrafinha de água com gás e aparentava ser um pai legal. Parecia que ele preferiria estar em qualquer outro lugar, menos naquela cadeira. Pela porta do consultório, vi que examinava incansavelmente o ambiente ao redor, como se temesse encontrar algum colega de trabalho.

John tinha um carro esportivo, corria maratonas e era fanático por tecnologia. Quando chamei seu nome, ele estava absurdamente nervoso. Isso não é raro. Compreendo. Muita gente não sabe o que esperar na primeira consulta com um psiquiatra, e essa incerteza pode causar muito medo. Para alguns, uma hora por semana ou mês consultando seu psiquiatra é parte do que todo adulto responsável faz: três refeições por dia, ir à academia, chegar ao trabalho sem se atrasar e ter um psiquiatra de confiança. No entanto, a maioria não entra nessa categoria.

John temia que uma consulta com qualquer profissional de saúde mental significasse que tinha oficialmente "perdido a cabeça" e que, a partir daí, não houvesse caminho de volta. Por causa desse medo, evitou o sofá onde meus pacientes geralmente se sentam e tomou o cuidado de não fazer contato visual comigo quando passou por mim – gesto que me provocou um sorriso sutil mas empático. Ele se sentou junto a uma mesinha redonda no canto da sala. Peguei uma cadeira e me sentei diante dele.

Antes que eu me apresentasse, John se remexeu na cadeira e disse, com voz calculada:
– Tudo bem, Sr. Brown. Talvez eu esteja bebendo demais.

Ele foi intencional ao não me chamar de "doutor", talvez para criar ainda mais distância do "paciente psiquiátrico" oficial. Não me incomodou, por isso continuei.
– Prazer em conhecê-lo – disse.
– Desculpe – respondeu ele, com um gesto abrangente das mãos que contradizia seu desconforto. – Eu me chamo John. Olá – continuou, estendendo a mão para um aperto firme.
– E de quanta bebida estamos falando? – perguntei.
– Não sei – respondeu ele. – Algumas cervejas por dia. Talvez mais.
– Você veio aqui por conta própria?
– Vim, sim – disse ele. – Quer dizer, trouxe minha esposa comigo. Mas ela não me obrigou a vir – respondeu, indicando a porta com um gesto.

Depois de passar a consulta conversando com John, ficou claro que ele foi me ver naquele dia só para tranquilizar a esposa, porque, como disse, "eu a amo, mas ela é quem manda".

No entanto, fora a preocupação dela, John não achava que tivesse problemas com a bebida. Admitiu que o trabalho era cada vez mais estressante; ele vinha passando mais tempo sozinho e gostava de relaxar no fim do dia bebendo algumas cervejas. O que havia de errado nisso? A esposa de John, com a permissão dele, entrou na sala e participou da conversa. Em geral, concordou com a avaliação dele, mas disse que o estresse do marido afetava negativamente o casamento, além da relação de John com os amigos e o restante da família. Ele não me dissera isso.

Então, aí estava meu dilema: John tinha uma doença mental? John seria o primeiro a dizer que não; ganhava bem, tinha uma família linda e amigos fiéis, era autossuficiente. A ideia de que pudesse ter uma doença mental estava fora de questão. Ele a considerava quase um insulto. Quanto à minha opinião profissional, se houver cinco psiquiatras numa sala, é provável que você ouça cinco opiniões diferentes. Primeiro não concordaríamos se ele se encaixava ou não nos critérios de algum diagnóstico psiquiátrico específico; e, caso concordássemos, haveria debates acirrados sobre qual deles seria. Apesar disso, para mim era óbvio que John não estava *bem*. Ele admitiu por livre e espontânea vontade que não levava uma vida mais plena porque estava esgotado, estressado e queria se sentir mais bem-disposto. Usava a bebida para lidar com o esgotamento de uma carreira que exigia demais dele, e a esposa se preocupava com o preço que isso cobrava da família. Era importante para os dois que a situação mudasse para melhor.

Nos meses seguintes, nossas conversas revelaram que, além de beber demais, John também enfrentava alguns sintomas leves de depressão, como ter dificuldade para dormir, sentir-se cansado durante o dia e perder a linha de raciocínio no escritório. Na maioria das noites, ele dormia no sofá da sala com uma série da Netflix passando ao fundo e, em essência, o sexo com a esposa era inexistente; ele simplesmente não estava mais "no clima".

Beber lhe proporcionava um alívio rápido porque desacelerava os pensamentos e permitia que ele se soltasse um pouco. Era uma fuga fácil da realidade que, no momento, fazia com que se sentisse melhor, mas o efeito passava depressa e ele se via querendo beber com mais frequência, inclusive durante o dia. Apesar de admitir tudo isso, ele ainda não se encaixava exatamente nos critérios definidos para o diagnóstico de transtorno depressivo maior. Isso não significava que eu não pudesse ajudá-lo, porque definições e sutilezas semânticas, sobretudo quando falamos de temas muito estigmatizados como doença mental, são uma barreira para o tratamento. Mesmo que John não se enquadrasse de modo claro na caixinha do diagnóstico, ainda havia como melhorar sua saúde mental.

Compreendendo a diferença entre saúde e doença mental

Você já pensou na diferença entre saúde e doença mental? A maioria das pessoas, não. Entender a distinção entre as duas coisas é um passo importante para iniciar sua jornada de autocuidado. Eu gostaria que você pensasse em saúde mental como o estado de viver com propósito, equilíbrio, contentamento e esperança. Assim, você também pode entender que suas escolhas de estilo de vida têm papel fundamental na qualidade de sua saúde mental.

A Associação Americana de Psiquiatria (APA, na sigla em inglês) define doença mental como "o estado de saúde que envolve mudanças na emoção, no pensamento ou no comportamento (ou uma combinação deles) [...] associadas a angústia e/ou problemas em contextos sociais, profissionais ou familiares".[1] Embora o *Manual Diagnóstico e Estatístico de Transtornos Mentais* (*DSM*) liste sintomas ligados a doenças mentais específicas, logo fica claro que ficaram de fora algumas situações que causariam angústia emocional grave a muitos de nós. Por exemplo, não há diagnóstico de solidão nem de negligência – muito menos da sensação de falta de um propósito nossa vida. Embora não sejam doenças mentais por si sós, essas coisas podem ter um impacto profundo no nosso humor e na nossa vida. Por isso é tão importante pensar para além do senso comum na hora de considerar se vale a pena ou não prestar atenção na sua saúde mental. Todos nós precisamos estar atentos a ela. O principal objetivo de qualquer pessoa deveria ser ter uma boa saúde mental.

Se de repente eu lhe perguntar sobre "saúde mental", talvez você comece a recitar uma lista de diagnósticos sem nem saber direito o que significam: depressão, ansiedade, transtorno bipolar, TDAH e esquizofrenia. Ou então pode se referir a um filme ou livro popular que apresente alguém com doença mental, como *O lado bom da vida* ou *Garota, interrompida* – e até citar um personagem completamente fictício, como Sherlock Holmes ou Coringa, o inimigo do Batman. Alguns talvez até comecem a falar de um amigo ou parente que foi diagnosticado com um transtorno. Há boas razões para isso. Quando alguém começa a falar desse assunto, às vezes nossa mente vai imediatamente para o que pode dar errado – e não para o que pode dar certo.

Depois de passar horas conversando com os pacientes e de aprender muito em minha própria batalha para superar a depressão, entendo que ter uma boa saúde mental significa que a mente está funcionando bem – e isso lhe dá a confiança e a capacidade necessárias para alcançar o que pretende, superar desafios e abraçar a alegria. Em poucas palavras, esse é o modo de ser que todos deveríamos nos esforçar para conquistar, não só para prevenir o possível surgimento de uma doença mental, mas para ter uma vida mais rica e satisfatória.

A distinção não é diferente da que fazemos entre doença e saúde no aspecto físico. Hoje, a maioria das pessoas entende que não faz sentido esperar ficar doente para cuidar do corpo. Trabalhamos para ter um físico saudável, seja melhorando a alimentação, reduzindo o consumo de bebidas alcoólicas ou indo regularmente à academia. Esse esforço não se limita a querer uma barriga de tanquinho e braços torneados – embora não haja nada de errado nisso. A questão é fazermos o necessário para nos sentirmos o melhor possível.

Um copo de suco verde ou alguns minutos na bicicleta ergométrica não são suficientes para deixar você nesse estado ideal. Uma saúde de ferro não aparece da noite para o dia. É algo que exige trabalho e manutenção constantes. Não importa sua forma física hoje; se não continuar a prestar atenção no que come e não encontrar tempo para mexer o corpo, amanhã você correrá o risco de desenvolver doenças crônicas como pressão alta, problemas cardíacos e diabetes. A busca da saúde física é uma jornada para a vida inteira. Como você já deve ter adivinhado, com a saúde mental não é diferente. Esse é um processo que exige um compromisso ativo e contínuo com seu bem-estar mental, não importa quão em forma você se considere.

Conforme vai parando de encarar a saúde mental pelo viés da doença e das reações químicas que ocorrem no cérebro, você descobre que tem capacidade e poder de ação para implementar o tipo de mudança positiva que vai tornar sua vida *melhor*.

Apesar da noção generalizada de que os médicos são os responsáveis por curar o que nos incomoda, quando se trata do funcionamento da mente, ainda há muito que eles não compreendem. Embora todo dia sejam publicados estudos científicos com novas e extraordinárias descobertas sobre as diversas moléculas e os processos que dão origem a pensamentos, sentimentos e ações, esses achados não se traduzem facilmente em transtornos específicos de saúde mental nem, por extensão, em tratamentos eficazes. Mesmo assim, há esperança. No fim, quando se trata da mente, você logo vai ver que não há especialista melhor do que você, que tem as ferramentas necessárias para cuidar dela.

Como psiquiatra, o trabalho que faço com meus pacientes nas sessões é importante, mas é só a ponta do iceberg. Afinal, como eu já disse, o verdadeiro trabalho começa no momento em que meus pacientes saem pela porta e voltam à vida real. É lá que eles podem pôr em prática as estratégias que discutimos e desenvolver suas próprias. É lá que têm a chance de romper os hábitos mentais e emocionais que atrasam a vida deles. E é lá que podem se tornar atores verdadeiramente ativos em sua jornada rumo ao bem-estar e à saúde mental.

O diagnóstico de doenças mentais

Anos depois de terminar a faculdade de medicina, eu ainda me deparava com alguns casos em que tinha dificuldade de distinguir o que era uma reação emocional normal a um evento estressante da vida e o que era uma doença psiquiátrica que merecia intervenção médica. A maioria dos meus colegas admitiria enfrentar situações semelhantes. Nem sempre é fácil determinar se alguém tem uma doença mental. A maior parte dos pacientes que me procuram apresenta sintomas de depressão ou ansiedade – ou uma combinação das duas. Isso não é nenhuma surpresa; essas são as doenças mentais mais diagnosticadas e afetam milhões de pessoas nos Estados Unidos e no mundo inteiro. A dificuldade que costumo ter na hora do diagnóstico é não saber se o humor melancólico do paciente depois da morte do cônjuge, por exemplo, é uma reação temporária e esperada ou algo que exija tratamento mais agressivo. Como ter certeza?

Infelizmente, para as doenças mentais e o sofrimento emocional não há medições objetivas, como um exame de sangue ou uma radiografia. Para determinar se alguém sofre de uma doença mental, os psiquiatras recorrem ao *DSM*, que alguns chamam de "Bíblia do Diagnóstico". O *DSM* tem quase mil páginas e inclui uma quantidade incrível de informações úteis sobre doenças mentais, com dados epidemiológicos e diagnósticos. Vá à seção sobre transtorno de ansiedade generalizada e você encontrará os sintomas comuns e os critérios que ajudam o profissional de saúde mental a estabelecer o diagnóstico apropriado.

Apesar dos avanços da neurociência, com cada vez mais estudos de imagens do cérebro capazes de determinar quais regiões se ativam em resposta a mudanças de humor, o processo real de diagnóstico no consultório se resume a uma lista de perguntas básicas feitas pelo médico e respostas sinceras do paciente.

No último mês, você se sentiu deprimido, isolado ou desesperançado? Perdeu o interesse em coisas que normalmente gosta de fazer? Sente-se sem energia? Tem dificuldade para dormir? Há alguma mudança no apetite? E sentimentos de culpa ou falta de valor? Se o paciente responde "sim" a qualquer uma delas, é importante avançar para entender os detalhes. Há quanto tempo você se sente assim? Já passou por esse tipo de situação? Tem histórico familiar de depressão ou doença mental? Como esses sentimentos afetam seu cotidiano?

Os sintomas específicos do paciente são importantes, é claro, mas também a duração deles e o contexto em que se apresentam. No caso do paciente que acabou de perder o cônjuge, há quanto tempo está triste e desesperançado? Um mês ou um ano inteiro? Isso afeta seu trabalho? E os relacionamentos com amigos e entes queridos? A situação provoca pensamentos suicidas? A história importa – e importa bastante – na hora de determinar o diagnóstico e a linha de tratamento a seguir.

Quando se sente sem valor e desmotivado, passa a maior parte do tempo sozinho e perdeu o interesse pelas coisas de que gostava, talvez você esteja sofrendo de depressão. Pode ser também que esteja apenas passando por uma fase ruim. Com uma escuta atenta, o médico deve ser capaz de distinguir essas duas coisas à medida que vai descobrindo mais dados sobre a gravidade e a duração dos sintomas. Mas nem sempre é simples assim. O *DSM* oferece a estrutura básica do diagnóstico – assim como várias listas de verificação úteis –, mas é a história do paciente que traz valor e riqueza ao processo. São as nuances que mais importam na hora de ajudar alguém a se sentir melhor.

E seria negligência minha não lhe dizer que o *DSM* tem suas limitações. O livro é um trabalho em evolução que já passou por várias revisões desde que foi lançado em 1952 e não deixa de ter seus preconceitos. Por exemplo, até 1973 a homossexualidade era considerada uma doença mental.[2] Apesar de ter sido excluída do livro, ainda restaram menções a ela como qualificador ou causa direta de outras doenças mentais por quase quinze anos.[3] Por sorte, esses dias ficaram no passado. O DSM, hoje em sua 5ª versão, continua a incluir alguns diagnósticos que ainda são polêmicos, contemplando doenças como transtorno de identidade dissociativa (mais conhecido como personalidade múltipla) e transtorno disruptivo da desregulação do humor.

É comum psiquiatras debaterem a validade desses diagnósticos em conferências acadêmicas; no entanto, fora dos debates, os profissionais em campo precisam de uma ferramenta acessível que os ajude a padronizar o processo de diagnóstico. Por isso, no terreno da saúde mental, talvez mais do que em qualquer outra área da medicina, a opinião profissional é tão importante quanto os critérios sugeridos pelo DSM. Apesar de sua abrangência, o Manual não dá conta de todos os detalhes da história dos pacientes.

Ele não explicaria, por exemplo, o impulso implacável de John para ser bem-sucedido em tudo que fazia. Como filho mais velho, ele foi forçado a crescer muito cedo. E, quando perdeu a mãe no ensino médio, foi ele quem teve que se manter firme para cuidar do pai e do irmão mais novo. John abriu mão de correr durante a semana porque achava que essa atividade ocupava um tempo que ele deveria dedicar à família, mas, depois de adulto, esse se tornou seu modo de relaxar. Logo ficou claro que o tempo que John passava na trilha era mais do que uma fuga, porque, para ele, era tão vital quanto o ar que respirava. Além disso, também servia como seu melhor remédio para aplacar a ânsia pela bebida quando estava estressado – aumentando sua probabilidade de estar revigorado e pronto para se conectar com os familiares e amigos quando chegasse em casa. É assim que o autocuidado funciona.

Por que a saúde mental é importante

De acordo com a Organização Mundial da Saúde, a depressão é uma das principais causas de invalidez no mundo inteiro.[4] Mais de 260 milhões de pessoas a enfrentam – e, acredite se quiser, os transtornos de ansiedade afetam ainda mais gente.[5] Embora, à primeira vista, o número seja impressionante, é provável que não chegue a representar de fato a prevalência dessas duas doenças mentais tão comuns. Nem todos os que enfrentam uma doença mental sabem disso, e mesmo os que sabem podem não procurar ajuda por várias razões. Em geral, os pacientes que caem nessas duas categorias decidem continuar aguentando, sem perceber o preço a longo prazo que a doença pode cobrar.

Os americanos gostam de falar muito de resiliência. Damos especial valor à garra e à persistência diante das coisas desconfortáveis que encontramos na vida. Mas enfatizar dessa maneira a resiliência é uma faca de dois gumes. Pense numa lesão física. Se você machucar o joelho num jogo de tênis e simplesmente tentar resistir à dor, talvez aguente por algum tempo. Provavelmente, terminará o jogo e quem sabe até continue jogando algumas horas no dia seguinte, mas a lesão vai acabar por derrubá-lo. Quando você desgasta demais o corpo e não lhe dá o tempo adequado para sarar e descansar, é muito provável que, depois, surja um problema mais grave.

Fãs de basquete conhecem bem a história trágica do ala-pivô Kevin Durant, dos All-Star Games da NBA, desde a época em que jogava nos Golden State Warriors. O time da Califórnia, que ganhara três campeonatos nos cinco anos anteriores, estava a poucos jogos de um possível quarto título. No meio de uma partida importante contra os Houston Rockets, Durant saltou para tentar uma cesta na linha de fundo e caiu mal sobre o pé direito. Saiu mancando da quadra, com uma careta de dor, e recebeu o diagnóstico de distensão muscular na panturrilha direita.

O tratamento indicado para essa lesão é o repouso, mas, com tanta pressão no time para vencer o campeonato, Durant, que ainda estava cuidando da panturrilha, voltou à quadra para jogar contra os Toronto Raptors no quinto jogo da melhor de sete. Os Warriors esperavam que Durant, famoso como arremessador imbatível, conseguisse a vitória. Infelizmente, depois de apenas doze minutos em quadra, ele forçou demais o corpo e rompeu o tendão de aquiles. Essa lesão mais grave exigiu cirurgia e acabou com a temporada de Durant e a aspiração do time ao título.

Por que estou contando essa história? Não é só porque sou fã de basquete. A questão é que cuidar da saúde mental é bem parecido com cuidar da saúde física. A mente, como o corpo, tem seus limites. Embora as lesões da mente sejam muito menos óbvias do que um rompimento de tendão, forçar a mente além do limite é perigoso. Se ignorar sua mente quando ela lhe pedir que descanse, se continuar a deixá-la de molho em pensamentos negativos ou se permitir que saia do controle com enxurradas de ruminações sobre o futuro, você a deixará suscetível a mais problemas – e em geral mais severos.

No decorrer da carreira, trabalhei com inúmeros pacientes que tiveram de admitir que, se tivessem falado um pouco mais cedo com um familiar, amigo ou profissional de saúde mental sobre o que sentiam, teriam se poupado de muita dor. Mas, como não damos às doenças da mente o mesmo peso que damos às físicas, sofremos sem necessidade e até exacerbamos pensamentos e sentimentos que nos causam tanta angústia. Por não darmos tanta atenção à saúde mental, ignoramos todas as pequenas coisas que podem ir se somando e acabar resultando em grandes problemas mais adiante. Isso precisa mudar. Precisamos mudar o modo como pensamos sobre a saúde mental e nos esforçar a cada dia para fazer as coisas que sabemos que vão melhorar nosso estado mental, para que assim possamos abraçar a alegria, a conexão e o crescimento pessoal.

O papel do autocuidado na jornada da saúde mental

Hoje em dia, muita gente fala de praticar hábitos saudáveis diariamente para melhorar o bem-estar geral. Essa ênfase na prevenção e na manutenção da saúde está mudando a conversa sobre o que faz bem para o corpo e para a mente. O mercado do bem-estar é um setor de um trilhão de dólares que promove atividades físicas, intervenções mente-corpo – como a meditação – e escolhas alimentares benéficas ao cérebro.

Embora nem todas as alegações desse mercado sejam sustentadas pela ciência, esse movimento se tornou uma força que expandiu o entendimento da saúde mental de um modo que o campo psiquiátrico não teria como prever. Em muitos casos, a medicina tradicional se concentrava sobretudo no cérebro e ignorava a mente, mas todo mundo que trabalha na área do bem-estar reconhece que a mente é parte integrante da saúde geral. Algumas das conversas mais reveladoras que tive sobre trauma ou ansiedade fora do consultório ocorreram em estúdios de yoga e academias. Como nesses dois espaços há um grande foco no crescimento pessoal, o ambiente por si só incentiva as pessoas a se abrirem. Não é raro que minha instrutora termine a prática de sessenta minutos de vinyasa no estúdio de yoga com uma história sobre alguma dificuldade que enfrentou durante a semana – e como trabalhou para superar esse desafio. Esse tipo de depoimento, além de contribuir para acabar com a estigmatização das questões de saúde mental, também abre caminho para as pessoas entenderem que não se pode ter saúde e bem-estar sem um compromisso com a vida mental e emocional.

Embora alguns psiquiatras rapidamente rotulem de pseudociência tudo o que não é um medicamento aprovado pela FDA, a questão é mais complicada que isso. À medida que novos estudos são publicados, os médicos e pesquisadores vão descobrindo que os remédios receitados não são a resposta líquida e certa para lidar com as doenças mentais. Já ficou demonstrado que intervenções como exercícios respiratórios, meditação e práticas que envolvem mente e corpo, como o yoga, reduzem a ansiedade, melhoram o humor e o sono e moderam a angústia emocional.[6] Do mesmo modo, o que comemos pode contribuir para nosso bem-estar mental. Um conjunto cada vez maior de evidências indica que nutrientes como os ácidos graxos ômega-3 e as vitaminas do complexo B influenciam não apenas o funcionamento do cérebro como também o modo como nos sentimos[7, 8]. Além disso, aprender a treinar nosso modo de pensar do mesmo jeito que treinamos um grupo muscular numa sessão de musculação nos ajuda a afastar o tipo de pensamento que pode se transformar em depressão ou ansiedade. Provavelmente, há por aí mais opções para melhorar sua saúde mental do que você pensa. Muitas ferramentas podem ser usadas para criar mais resiliência, compaixão e contentamento no seu dia a dia. Falaremos sobre tudo isso e muito mais nos próximos capítulos.

A vida lhe trouxe os dons da personalidade, do discernimento, da escolha e do propósito. Apesar disso, você pode se sentir perdido, como se estivesse numa encruzilhada ou tentando descobrir quem é. Muitas vezes pode se sentir incompreendido. Ou que só está tocando a vida, sem propósito, esforçando-se para descobrir como poderia contribuir para o mundo. Embora eu nunca tenha vivido a sua vida, minha experiência pessoal e profissional me ensinou algo importante: você se conhece muito melhor do que pensa. Todos nós somos combinações únicas de genes e circunstâncias, mas uma coisa é certa: a mente deve funcionar a seu favor, não contra você. É disso que se trata a saúde mental.

A partir daqui, vou discutir o que aprendi sobre a arte e a ciência do autocuidado e por que ele é uma das coisas mais significativas que você pode fazer pela sua saúde mental. Conforme for aprendendo as diversas práticas que apresento neste livro, adote as que fizerem sentido para você e deixe de lado as que não lhe servirem. Não há uma abordagem de saúde mental que sirva para todas as pessoas, então veja o que dá certo para você. Minha intenção é que você aprenda mais sobre essas ferramentas para ser capaz de observar sua própria mente e ver do que precisa para viver com propósito, equilíbrio, contentamento e esperança. Você pode fazer muitas coisas fora do consultório do psiquiatra para ter uma saúde mental robusta. Está na hora de aprender quais são as mais indicadas para você.

CAPÍTULO 2

SUA LINDA MENTE

A biologia lhe dá um cérebro. A vida o transforma em mente.
– JEFFREY EUGENIDES

No início de minha formação, um homem que chamarei de Zeke foi encaminhado ao meu consultório. Poucos minutos após o início da primeira sessão, enquanto eu tentava descobrir mais detalhes sobre sua vida, ele logo me interrompeu para pedir um novo antidepressivo para, nas palavras dele, "consertar o desequilíbrio químico" de seu cérebro. Eu ainda era um novato na atuação clínica, mas Zeke era um profissional experiente no tema da assistência à saúde mental. Ele era psicoterapeuta. Logo descobri que, muito antes de me conhecer, ano após ano, ele já passava de um médico a outro na pequena clínica onde eu trabalhava em busca do comprimido, ou da combinação de comprimidos, que finalmente curaria sua depressão e sua ansiedade.

– Os remédios funcionam por algum tempo e então param – disse. – Preciso de alguma coisa que dê certo... e continue funcionando.

– Quais remédios você já tomou? – perguntei, tentando entender o que dera errado.

Não é segredo que muitos pacientes não encontram alívio na primeira experiência com antidepressivos. O estudo STAR*D

(Sequenced Treatment Alternatives to Relieve Depression, ou alternativas de tratamento sequenciado para aliviar a depressão), um projeto em grande escala que examinou a eficácia dos medicamentos em pacientes com depressão leve a moderada, demonstrou que os sintomas depressivos de apenas um terço dos pacientes se reduzem após a primeira intervenção farmacológica.[1] Não é raro que os pacientes tenham que experimentar diversos medicamentos em diferentes doses até se sentirem bem. Em alguns casos, os remédios receitados não fazem efeito algum. Apesar desse conhecimento, eu não esperava que Zeke começasse a citar uma verdadeira lista de medicamentos depois da minha pergunta.

– Vejamos... Prozac, Zoloft, Wellbutrin, Trazodona, Zolpidem – disse ele, com uma cara muito séria. – Citalopram... Efexor. Há mais alguns outros. Devem estar na minha ficha.

Quando examinei a ficha dele no notebook, vi as anotações dos médicos anteriores. Ele não estava brincando – e fiquei meio tonto com a lista que se estendia pela tela. Acho que não havia nenhum antidepressivo no mercado que ele não tivesse tomado em algum momento. E, enquanto pensava no que poderia ajudá-lo, me senti atordoado. Zeke era um profissional de saúde mental. Já era bem versado em todas as habilidades que costumo apresentar aos pacientes. Mas ali estava ele, implorando uma nova receita para administrar melhor o que, no fundo, acreditava ser um cérebro que não funcionava como deveria. Ele queria que eu o consertasse – e depressa.

Parte de mim entende o desejo de algo que dê um jeito rápido no humor. Infelizmente, quando chegam à porta do consultório – graças ao estigma que cerca as doenças mentais e ao desejo de simplesmente aguentar a vida e seguir em frente –, os pacientes precisam desesperadamente de ajuda. Não admira que queiram se sentir melhor o mais rápido possível.

De certo modo, minha experiência com esse paciente é uma história comum. Muitos colegas encontraram seus Zekes – pacientes que entram no consultório em busca de um médico que diagnostique logo o problema e lhes receite um tratamento de ação imediata. Afinal de contas, um residente consegue reduzir a pressão alta do paciente receitando um único medicamento. Um clínico geral consegue resolver rapidamente uma infecção bacteriana com um protocolo básico de antibióticos. Endocrinologistas conseguem receitar um regime de insulina personalizado para que os diabéticos vivam mais, sejam mais saudáveis e tenham uma vida mais independente. É isso que os médicos aprendem a fazer. É isso que os pacientes esperam de nós. "Pegue o receituário e resolva o meu problema."

Boa parte da psiquiatria, no entanto, não se presta a esse modelo específico de assistência médica. Tratar os transtornos do cérebro é um desafio não só por esse ser um órgão misterioso, mas porque ele dá origem à mente. Entender a diferença entre cérebro e mente tem enorme importância. Mesmo que praticamente todos os psiquiatras tenham um paciente como Zeke, há um milhão de pequenos detalhes na vida, nas experiências e no ponto de vista do indivíduo que o tornam distinto e único. Essas pequenas variações se acumulam e se transformam em grandes diferenças no modo como o profissional de saúde mental enxerga os problemas de cada um e a melhor maneira de resolvê-los.

Como psiquiatra, ouço todos os dias histórias de solidão, culpa, alegria e tristeza. Como o homem recentemente divorciado que tapa o buraco da alma com a bebida para anestesiar sua tristeza. Ou a mulher que tem uma vida boa, um bom emprego e um bom marido, mas mesmo assim é infeliz. Ou até o jovem homossexual que faz piadas autodepreciativas em público, mas se odeia quando está sozinho, vivendo com o medo tácito de não encontrar seu lugar num mundo que ele acredita não aceitá-lo.

Embora a maioria dos meus pacientes espere coisas semelhantes de mim, as histórias são tão variadas quanto os indivíduos que vêm em busca de ajuda. Em geral, não há solução rápida ou perfeita para nenhuma de nossas dificuldades, e boa parte do aprendizado da cura começa com a compreensão do que é a saúde mental e – mais importante – do que não é.

Compreendendo as explicações fisiológicas da doença mental

Nas últimas décadas, os avanços da neurociência mudaram o modo como enxergamos a doença mental. Hoje tecnologias inovadoras nos permitem vislumbres do cérebro e aprendemos muito sobre o papel desse órgão misterioso em diversas doenças. Por causa desses estudos animadores, você já deve ter percebido que as discussões sobre doença mental de alguns psiquiatras, terapeutas e pesquisadores giram em torno de regiões do cérebro, neurônios e neurotransmissores. Uma ideia muito comum é a de que o grosso das doenças mentais surge de problemas de conectividade e comunicação em áreas específicas do cérebro, como o córtex pré-frontal,[2] a amígdala[3] e o sistema límbico.[4] Essa ideia não está totalmente errada, pois há casos notáveis em que podemos ligar mudanças de humor, personalidade e comportamento a danos em determinadas regiões específicas do cérebro.

Em meados do século XIX, Phineas Gage, um jovem trabalhador da construção civil, era considerado um cavalheiro gentil e de boas maneiras pelos colegas da ferrovia, pela família e pelos amigos mais íntimos. Certo dia, por uma série de pequenos erros, ele se distraiu no momento errado e isso levou a uma explosão, que fez uma barra de aço de noventa centímetros entrar pelo seu olho esquerdo, atravessar a parte frontal do cérebro e sair pelo alto do crânio.[5]

Milagrosamente, Gage sobreviveu ao acidente. Ele perdeu o

olho, mas se recuperou e voltou ao trabalho. No entanto, o rapaz não era mais o mesmo. Os relatos dos amigos e dos médicos indicavam que, embora Gage mantivesse parte da capacidade intelectual, sua personalidade fora bastante alterada. Ele se tornou desrespeitoso, insensível, difícil de conviver. Irritava-se com facilidade e começou a praguejar como um marinheiro. Por causa da mudança visível em seu comportamento, muitos médicos e cientistas importantes da época, que já tinham razão para desconfiar que lesões no lobo frontal poderiam provocar mudanças drásticas de personalidade, tiveram ainda mais provas para apoiar suas alegações.[6] Afinal de contas, a barra de aço havia passado diretamente pelo lobo frontal de Gage, causando um dano físico notável. Essas hipóteses tinham seu mérito. Os estudos de imagens do cérebro indicam que lesões no lobo frontal realmente estão ligadas a mudanças distintas no comportamento.[7] Esse fenômeno também é perceptível na demência frontotemporal, um tipo de doença neurodegenerativa que afeta os lobos frontais e na qual os médicos veem mudanças de temperamento e comportamento muito antes de qualquer perda de memória.[8]

Casos como o de Gage levantaram a questão de que alguma anomalia no cérebro, especificamente no córtex pré-frontal, poderia explicar doenças mentais como a depressão maior ou o transtorno bipolar.[9] Em 1966, um homem chamado Charles Whitman chegou às manchetes depois de escalar a famosa torre do relógio no campus da Universidade do Texas, em Austin, com um fuzil. O ex-fuzileiro naval abriu fogo no campus movimentado lá embaixo, matando catorze pessoas e ferindo mais de trinta até levar um tiro da polícia e morrer. Antes desse evento terrível, Whitman havia visitado um psiquiatra do campus e admitira não estar se sentindo bem, tendo dificuldades para lidar com ataques de raiva.[10] Haveria pistas no cérebro de Whitman? Talvez isso explicasse um comportamento tão abominável e incompreensível.

Quando terminaram a autópsia de Whitman, os médicos descobriram que ele sofria de um glioblastoma multiforme, um tipo de tumor cerebral agressivo. O tumor comprimira significativamente uma parte do cérebro chamada amígdala, conhecida por seu papel na regulação emocional e no processamento do medo.[11] Esse achado suscitou algumas perguntas importantes: Whitman cometeria um ato tão terrível e violento se não tivesse um tumor no cérebro? Suas ações teriam sido evitadas se o tumor tivesse sido diagnosticado e tratado antes? Infelizmente, nunca saberemos se essa foi a causa de seu colapso ou se era um simples fator que ajudara a deteriorar ainda mais um estado psicológico já vulnerável. No entanto, ainda vale a pena levantar essas questões.

Casos como os de Gage e Whitman inspiram uma questão filosófica: quanto do comportamento humano é ditado pelo funcionamento correto do cérebro? Que tipo de agressão esse órgão suporta e quais lesões podem provocar uma doença mental? Apesar dos avanços nas pesquisas, é difícil responder a essas perguntas com algum nível de especificidade.

Cem substanciazinhas

Embora a explicação fisiológica para as doenças mentais comuns seja convincente, há um probleminha: não há no cérebro uma região clara da "depressão" ou da "ansiedade" por si sós. Os estudos mostram que várias áreas do cérebro estão associadas ao humor deprimido, como a amígdala, o hipocampo, o núcleo accumbens e partes do córtex pré-frontal.[12] Mas "desligar" uma dessas seções não vai fazer um episódio depressivo acontecer imediatamente. Não é tão simples assim.

Com tantas regiões envolvidas nas doenças mais comuns, os cientistas examinaram as conexões, ou circuitos neurais, entre elas. Cada um desses circuitos, formado por centenas de milhares de neurônios, envia sinais importantes a diversos locais do cérebro e, com isso, permeia cada pensamento, sentimento e comportamento do indivíduo. E cada uma das células cerebrais que compõem um circuito contribui para esse processo complexo de comunicação liberando mensageiros químicos exclusivos, chamados neurotransmissores.

Mais de cem tipos diferentes de neurotransmissores levam as "mensagens" específicas que controlam o funcionamento do cérebro. A ciência só identificou alguns deles, os que parecem ter um papel psicoativo específico (ou seja, os que afetam o modo como pensamos, sentimos e nos comportamos). É bastante provável que você já tenha ouvido falar da serotonina, às vezes citada como uma substância "calmante". Talvez tenha ouvido falar até de algumas de suas primas na família monoamina, a norepinefrina e a dopamina. Outros grandes atores do jogo do humor são a histamina, o glutamato, o ácido gama-aminobutírico (GABA) e a acetilcolina.

Os cientistas demonstraram que os neurotransmissores se comunicam pelos diversos circuitos do cérebro para ativar as regiões cerebrais específicas envolvidas no humor. Isso inclui o sistema límbico – a rede de regiões cerebrais responsáveis pelos estados emocionais, que inclui a amígdala. Já se demonstrou que outras partes do cérebro, como o córtex pré-frontal, controlam a função executiva, ou seja, as funções cognitivas de alto nível, como o discernimento e a tomada de decisões – e também parecem estar envolvidas na regulação do humor. E, embora não sejam capazes de identificar uma parte específica do cérebro que seja responsável por nos deixar tristes ou felizes, os cientistas notaram que a falta ou o excesso de determinados neurotransmissores – ou de atividade nos receptores que captam esses neurotransmissores depois que os neurônios os passam para as células vizinhas – estão associados a alterações de humor.

Entre os primeiros estudos a examinar o cérebro e os neurotransmissores, alguns detectaram que o nível elevado de dopamina causa um aumento na sensação de recompensa.[13] Mais ou menos na mesma época, em 1967, o trabalho do psiquiatra britânico Alec Coppen sugeriu que a falta de serotonina utilizável pelo cérebro causava um estado deprimido, a chamada hipótese da serotonina para explicar a depressão.[14] Diante de descobertas desse tipo, é fácil entender por que muitas pessoas esperavam que esses estudos se traduzissem em medicamentos capazes de melhorar o humor dos pacientes de forma rápida e eficaz, simplesmente elevando ou baixando o nível dessas substâncias que circulam no cérebro.

Com boas razões, os pesquisadores passaram quase um século tentando explicar as condições de saúde mental por meio das reações químicas que envolvem os neurotransmissores. Se os médicos conseguissem identificar uma substância ou um processo específico que se desregulasse no cérebro, haveria o potencial de tratar diretamente o problema com medicação. Essas ideias levaram ao aumento da curiosidade intelectual pelos medicamentos psiquiátricos no início do século XX. Na década de 1950, o tratamento farmacológico de doenças como esquizofrenia e depressão maior começou a decolar.[15] Em 1957, foi publicado o primeiro artigo acadêmico que contava a história do medicamento imipramina, que aumenta o nível de vários neurotransmissores no cérebro e tem efeito antidepressivo.[16] Na década de 1970, a hipótese da serotonina de Coppen se tornou a base do posterior desenvolvimento e utilização dos inibidores seletivos da recaptação de serotonina (ISRS), medicamentos que bloqueiam a recaptação de serotonina pelas células e deixam uma maior quantidade desse neurotransmissor circulante para passar mensagens entre as células cerebrais. Em 1987, a FDA aprovou o Prozac (fluoxetina), um novo ISRS responsável por taxas impressionantes de remissão e um perfil melhor de segurança;[17] dentro de um ano, ele se tornou um dos medicamentos mais receitados nos Estados Unidos.

Na década de 1990, a popularidade dos antidepressivos cresceu, e eles ofereceram esperança a milhões de pessoas que buscavam o caminho de uma vida melhor. O Prozac foi o primeiro ISRS, mas outros, como o Paxil (paroxetina), o Zoloft (sertralina) e o Lexapro (escitalopram), logo entraram em cena. De acordo com dados recolhidos pelos Centros de Controle e Prevenção de Doenças dos Estados Unidos (CDC), entre 1988 e 1994 houve um aumento de 400% na prescrição de antidepressivos a adultos e adolescentes com mais de 12 anos.[18] A chamada Revolução do Prozac havia começado – e logo as pessoas passaram a acreditar que consertar os desequilíbrios químicos do cérebro era o segredo da felicidade.

Lembro-me de um dos primeiros comerciais de Zoloft que foi ao ar na televisão americana.[19] Mostrava o desenho de um rosto redondo que sofria sob uma nuvem de tempestade, enquanto um passarinho azul e pensativo observava ao lado. *Embora a causa seja desconhecida*, dizia a locução, ressaltada por um clarinete jazzístico, *a depressão pode estar ligada a um desequilíbrio das substâncias naturais encontradas entre os neurônios do cérebro.* A mensagem era simples, concisa e memorável. Eu estava no primeiro semestre da faculdade quando esse anúncio chegou à telinha. Não era raro eu e os colegas assobiarmos o jingle do remédio quando saíamos para comer tarde da noite.

"Será que estou com um desequilíbrio químico ou é você?", perguntávamos uns aos outros quando ficávamos estressados ou ansiosos. A resposta imediata era sempre: "Talvez a gente precise de um Zoloft!"

Para muitas pessoas, as primeiras informações sobre neurotransmissores e doença mental vieram desse tipo de anúncio. Ao longo da faculdade de medicina aprendi mais sobre o cérebro, mas esses primeiros comerciais levaram à forte crença de que a saúde mental era uma simples questão de escolha ou má genética. Eles também transmitiam a ideia de que os ISRS eram a melhor maneira, se não a única, de transformar um rosto triste. Essas crenças mudaram o modo como pacientes e psiquiatras viam e tratavam a doença mental.

Como os antidepressivos funcionam – ou não

De acordo com os CDC, todos os anos dezenas de milhões de americanos recebem receitas de antidepressivos.[20] Na escola de medicina e na residência, me ensinaram que os ISRS eram o tratamento mais adequado para a depressão. A oferta desses medicamentos ao paciente era considerada a melhor oportunidade para fazê-lo se sentir melhor. Minha formação praticamente garantiu que o caminho em direção à recuperação envolveria uma receita de Prozac ou droga semelhante.

Quando conversava sobre isso com meus pacientes, eles me perguntavam qual era a ação dos diversos antidepressivos ou psicotrópicos, e eu me esforçava ao máximo para explicar como poderiam ajudá-los. Prozac, Zoloft e Lexapro são os antidepressivos mais famosos e consistem em ISRS, que funcionam bloqueando a recaptação de serotonina entre os neurônios. Com isso, aumentam a disponibilidade de serotonina, a substância neuroquímica que há muito se acredita contribuir para o humor.

No entanto, os ISRS não são o único tipo de antidepressivos. Os IRNS (inibidores da recaptação de norepinefrina e serotonina), como o Efexor (venlafaxina) ou o Cymbalta (duloxetina), aumentam o nível de serotonina e também de outra substância cerebral chamada norepinefrina, que também já foi associada à melhora do humor e à redução da ansiedade. Outros antidepressivos, como o Wellbutrin (bupropiona), atuam sobre os níveis de norepinefrina e dopamina, que ajudam a melhorar a energia e a motivação.

Os psiquiatras também podem receitar remédios conhecidos como estabilizadores do humor a pessoas que se enquadram em casos mais extremos de sofrimento emocional. Você já deve ter ouvido falar de medicamentos como o lítio e o Depakote (valproato de sódio). Esses medicamentos ajudam a controlar a oscilação entre euforia e depressão, comum em doenças como transtorno bipolar e transtorno esquizoafetivo. São muito potentes e só deveriam ser usados em circunstâncias específicas, embora isso não tenha impedido um de meus pacientes – vou chamá-lo de Mike – de me pedir que lhe desse uma receita de lítio quando rompeu com a namorada para ajudá-lo a "equilibrar" o humor para passar mais facilmente por essa fase difícil.

"Não estou gostando de como reajo ao estresse", disse ele. "Não quero *sentir* as coisas tão profundamente."

Não lhe dei a receita porque não é essa a função desses remédios. As emoções existem por uma razão e cumprem um papel. Nossos sentimentos nos ajudam não só a sobreviver, mas a prosperar em nosso ambiente; eles nos dão informações adicionais que nos ajudam a tomar decisões, evitar perigos e interagir com os outros. Embora sejam inconvenientes, as oscilações emocionais são esperadas e formam grande parte do que nos torna humanos. As emoções são necessárias – e, portanto, nosso humor não permanecerá constante diante de todas as dificuldades e tribulações da vida.

Também existem medicamentos aprovados pela FDA eficazes na depressão resistente a tratamentos, como a cetamina, que bloqueia um tipo especial de receptor de glutamato chamado N-metil-D-aspartato (NMDA). A cetamina promete a melhora rápida dos sintomas depressivos, e há indícios de que seu uso tenha o potencial de reverter também os pensamentos suicidas.[21]

O problema é que os indícios não são claros quando consideramos o impacto sobre o humor a longo prazo. Será que a cetamina, sozinha, é capaz de curar a depressão e levar a uma vida de felicidade? Como acontece com os outros remédios usados para tratar a depressão, provavelmente a resposta é não.

No entanto, o médico pode lhe receitar diversos medicamentos se você tiver uma doença mental. Cada um deles age sobre o cérebro de maneira um pouco diferente. Em geral, seu uso se baseia na hipótese de que a doença mental, seja ela depressão, transtorno do estresse pós-traumático (TEPT) ou transtorno bipolar, resulta de algum tipo de desequilíbrio químico no cérebro. Embora possam alterar levemente a neurobiologia cerebral, esses medicamentos não têm necessariamente o poder de influenciar a mente. Para se recuperar da depressão – ou de qualquer outra doença mental –, é preciso encontrar motivação para continuar seguindo em frente, para sonhar, ter esperanças e adotar não só o que é prático, mas o que é possível. Esses são os sentimentos que vão ajudá-lo a atravessar as noites mais escuras rumo a um amanhã mais luminoso, com o conhecimento e a fé de que a vida é bela e boa. Infelizmente, isso é algo que nenhum comprimido pode lhe dar.

É importante notar que medicamentos antidepressivos podem levar semanas para fazer efeito; a maioria das pessoas não sente diferença nos sintomas antes de duas ou três semanas de uso. É possível até que passem meses inteiros sem efeito aparente. É muito tempo a esperar quando a depressão ou a ansiedade atrapalham sua capacidade de trabalhar, de interagir com familiares e amigos ou de encontrar alegria na vida cotidiana. Além disso, é preciso reiterar ainda que o primeiro remédio receitado pode não ser o certo. Não é raro os psiquiatras terem que receitar um punhado de medicamentos diferentes em várias dosagens para encontrar a combinação capaz de dar alívio ao paciente.

Ademais, há o problema da taquifilaxia dos antidepressivos. É uma palavra difícil, eu sei. Esse é o nome científico do fenômeno pelo qual os antidepressivos simplesmente param de funcionar. Às vezes, meses, anos ou até mesmo décadas depois de você encontrar um antidepressivo que funciona, ele simplesmente para de surtir efeito. Os cientistas ainda não sabem direito por que isso acontece, mas esse é um dos motivos por que alguns pacientes pulam constantemente de um remédio para outro, na esperança de que o último dure um pouco mais que o anterior.

Alguns pacientes, como Zeke, entram em meu consultório com a esperança de que receitarei algo que cure instantaneamente sua doença mental. Sem dúvida, receitar medicamentos pode ser uma parte fundamental do tratamento. Mas é importante esclarecer algumas concepções errôneas. Primeiro, os psicotrópicos não são uma solução rápida. Como já disse, eles nem sempre funcionam de imediato – e, infelizmente, no caso de alguns pacientes, não funcionam nunca. É igualmente importante ressaltar que medicamentos recomendados para tratar depressão e ansiedade (as duas doenças mentais mais prevalentes no mundo) não deixarão o paciente mais feliz nem vão "curá-lo". Essa declaração talvez pegue você de surpresa. Isso acontece com muitas pessoas. No entanto, esses remédios são ótimos para suavizar muitos dos sintomas debilitantes da depressão, como fadiga, insônia, perda de apetite e falta de motivação. Se você tomar um antidepressivo e simplesmente esperar que faça efeito, sem fazer mais nada em benefício da sua saúde mental, talvez se sinta até pior. Não é raro esses remédios provocarem uma falsa sensação de esperança em consequência de expectativas irreais – e, quando não fazem efeito imediatamente, causarem um desânimo ainda mais profundo.

Sempre que passo uma receita de antidepressivo, me pergunto qual papel ele teria desempenhado na minha própria recuperação décadas atrás. Em retrospecto, eu talvez tivesse me beneficiado de algum desses remédios. Eu não dormia bem, ficava o tempo todo cansado, emagrecia e sofria de grave falta de motivação. O antidepressivo talvez me ajudasse a lidar melhor com esses sintomas, pelo menos temporariamente. Mas também sei que nenhuma receita, por si só, me ajudaria a me recuperar.

Ao escutar as histórias que meus pacientes me contam, frequentemente vejo meus próprios sentimentos e experiências refletidos neles. É comum as pessoas que me consultam terem dificuldade para lidar com as transições da vida ou estarem em busca de algum tipo de equilíbrio. Em geral, elas tomam os medicamentos que receito e acabam melhorando. Acredito que seja porque deixo claro que precisam ter expectativas razoáveis quanto ao que esses remédios podem fazer para ajudá-las. Uma analogia que faço com frequência é a de que enfrentar uma doença mental é como estar preso num buraco. Os medicamentos ajudam a sair dele, mas é o estilo de vida que evitará que você caia nele de novo.

Pensar para além do cérebro

Nas últimas décadas, o padrão do tratamento psiquiátrico passou das horas de conversas profundas no divã do terapeuta para o bloco de receituário, numa busca por fornecer aos pacientes medicamentos adequados para melhorar seu humor. É o caminho para uma vida melhor por meio da química – o uso de psicotrópicos parecia rápido, fácil e, em geral, eficaz. Mas, como já mencionei, até um terço dos pacientes não responde aos antidepressivos ou apresenta apenas uma reação parcial ao tratamento.[22] Alguns, inclusive, precisam lidar com tantos efeitos colaterais desagradáveis que não têm qualquer perspectiva de melhora. E outros veem os sintomas cederem a princípio, mas depois descobrem que, com o tempo, o remédio vai se tornando cada vez menos eficaz.

Não estou dizendo que os medicamentos psiquiátricos não sejam úteis. Os dois terços dos pacientes que apresentam melhora são prova suficiente disso. O uso de remédios como parte de um protocolo de tratamento abrangente já salvou inúmeras vidas. Isso é indiscutível. As pesquisas nos mostram de forma consistente que medicamentos como lítio, clozapina e cetamina reduzem a ideação suicida em pessoas com risco grave de se matar.[23] Psicoestimulantes como a Ritalina (cloridrato de metilfenidato) e Adderall (anfetamina e dextroanfetamina) ajudam pessoas que sofrem com o transtorno do déficit de atenção e hiperatividade (TDAH) a se adaptarem melhor aos estudos, ao trabalho e à vida em geral. E, claro, antidepressivos como Wellbutrin, Zoloft, Remeron e Prozac reduzem a gravidade e a duração dos episódios depressivos debilitantes e ajudam os indivíduos a lidarem melhor com sintomas perturbadores como fadiga, falta de apetite e insônia.

Mas, se a doença mental pudesse ser explicada apenas pelo desequilíbrio de regiões cerebrais e neurotransmissores enlouquecidos, esses medicamentos deveriam funcionar com todo mundo. Não deveria haver lacunas tão grandes em sua eficácia. No fim das contas, quando tentamos reduzir o humor e outras questões de saúde mental à mecânica biológica simples, muitas perguntas ficam sem resposta, principalmente se nosso intuito é ajudar alguém a se sentir melhor.

Essa é apenas uma das muitas razões pelas quais é tão difícil entender o humor cientificamente. Embora os antidepressivos e outros medicamentos psicoativos tenham ajudado milhões de pacientes no mundo inteiro, seu uso generalizado cobrou um preço da psiquiatria como um todo. Sobretudo ao limitar o tempo dos médicos com os pacientes, pois as consultas curtas para gerenciamento da medicação são uma alternativa rápida àquelas horas preciosas de mergulho profundo para entender as nuances de um episódio depressivo específico. Ajudou também a promover a ideia de que a doença mental pode ser curada, desde que encontremos o medicamento correto. Em consequência, muita gente não vai além da biologia atrás de pistas para se sentir melhor. Isso prejudica tanto o médico quanto o paciente.

Embora seja fácil tentar encontrar uma explicação fisiológica para a doença mental, ela deixa de fora o fator mais importante na promoção da saúde mental: a mente.

Talvez você conheça o nome de René Descartes graças à sua famosa frase "Penso, logo existo". Até onde sabemos, esse matemático do século XVII foi o primeiro grande filósofo a tentar distinguir as partes mental e física do ser humano. Ele definia a mente como a "coisa pensante" e a considerava em forte contraste com a manifestação física do nosso eu.[24] Sem me aprofundar, Descartes acreditava que a mente era uma substância imaterial que continha a essência da pessoa como indivíduo – o material maravilhoso que permitia ao homem não só pensar, como sonhar, duvidar, imaginar, acreditar e ter esperança. Muitos outros pensadores esclarecidos chegaram à mesma conclusão: a mente é aquele material humano intangível, aquilo que torna cada pessoa única e individual; que a torna *ela mesma*.

Nos séculos decorridos desde então, cientistas e filósofos têm debatido com ardor o chamado problema mente-corpo, com muitos neurocientistas importantes querendo encontrar indícios biológicos da "substância imaterial" de Descartes no conteúdo dos neurônios e dos circuitos neurais. Às vezes me pergunto como Descartes redefiniria seu conceito da mente se estivesse vivo hoje, depois das grandes descobertas da ciência. Do meu ponto de vista como profissional de saúde mental, a mente e o cérebro, apesar dos estudos recentes, continuam a ser duas coisas distintas. Não tenho esperança de encontrar uma definição melhor que a de Descartes, mas, para mim, a mente é o mistério – as nuances, as experiências, as histórias e, mais precisamente, tudo que não sabemos nem entendemos sobre o funcionamento do cérebro que dá origem a nossos pensamentos e emoções.

Se o cérebro fosse uma tela de Jackson Pollock, eu veria a mente como o espaço entre todos aqueles respingos abstratos de tinta. É a música que toca ao fundo, a tela no chão e não no cavalete, a força necessária para conseguir o respingo certo de tinta, a decisão de usar uma cor ou outra, a razão de preservar a guimba de cigarro no gesso. A mente não é algo que se possa ver, sentir ou tocar. É o contexto que cerca sua existência e suas experiências. E é esse contexto – tanto quanto os aspectos físicos – que cria um ser humano individual, como toda obra de arte única.

Nossa forma de encarar o problema mente-corpo faz parecer que temos que escolher um ou outro para encontrar um tratamento eficaz. Não acredito nisso, sobretudo quando pensamos em como ter e manter uma boa saúde mental. Não é mistério nenhum que o cérebro é uma máquina excepcional, constituída por uma mistura de substâncias, células e circuitos. A mente é igualmente importante e deveria ser tratada com o mesmo respeito. Esses espaços em branco na tela guardam verdades e noções que não podem ser recriadas se amplificarmos um único neurotransmissor. Eles são os lugares aos quais podemos recorrer com frequência atrás de alívio quando nos vemos limitados pelo estado atual da medicina no que diz respeito ao tratamento da saúde mental.

Voltemos a Zeke. Embora eu acabasse lhe receitando um antidepressivo naquele primeiro dia em que foi ao consultório, ele voltou algumas semanas depois para me dizer que não estava funcionando. Ele se sentia ainda pior do que quando me procurou pela primeira vez. Quando continuamos a trabalhar juntos, ficou claro que Zeke não sofria de um cérebro "enguiçado". Na verdade, ele enfrentava dificuldades em seu longo e complicado casamento e estava cada vez mais insatisfeito e frustrado com o emprego que achava que deveria amar – coisas que um medicamento, por melhor que seja, não pode consertar.

Por fim, Zeke desistiu de buscar a receita perfeita e abandonou a crença equivocada de que o medicamento correto acalmaria sua mente perturbada. Ele tomou antes de mim a decisão de se afastar da abordagem de tratamento baseada em antidepressivos, talvez em consequência da frustração ou da percepção de que os anos que passara naquele caminho não lhe ofereceram a solução que procurava. Com o tempo, a pedido dele, ajudei-o a reduzir a medicação de quatro comprimidos diários para três, dois e, finalmente, um. Ao mesmo tempo, ele também começou a fazer mais exercícios físicos e passou a priorizar seu casamento e a explorar a espiritualidade da fé budista.

Essa foi uma importante lição para mim, tanto como seu médico quanto como alguém que teve que se esforçar muito para sair da própria depressão. Zeke só começou a melhorar de verdade quando parou de procurar um comprimido capaz de "consertá-lo" e de esperar que eu, como médico, lhe oferecesse a cura total. As estratégias certas fora do consultório do psiquiatra o ajudaram a gerenciar melhor as áreas da vida que o incomodavam e fortaleceram seu bem-estar e sua saúde mental como um todo. Foram elas que fizeram a diferença mais significativa.

A doença mental não é uma escolha, mas a saúde mental pode ser. O esforço que você investe em aprender mais sobre sua mente e descobrir o que o motiva, além de reduzir o risco de doenças mentais no futuro, leva a uma mentalidade mais positiva e a mais qualidade de vida hoje.

CAPÍTULO 3

A CURA ALÉM DA MEDICINA

A medicina é uma ciência da incerteza e
uma arte da probabilidade.
— Sir William Osler

Ninguém planeja entrar em depressão. Eu, com certeza, não planejei. Como a maioria das pessoas que nunca a enfrentaram, meu primeiro episódio depressivo maior me pegou completamente de surpresa. Mas, em retrospecto, posso ver as pistas do que estava para acontecer. Como muitos pacientes me contam, a minha depressão sempre esteve lá, escondida no fundo.

Desde que me entendo por gente fui um sonhador. Pensativo e profundamente intuitivo, eu passava muito tempo dentro da minha cabeça. Mesmo quando pequeno, eu *sentia* tudo – e até a mais leve impressão de decepção ou desprazer em familiares ou amigos fazia minha mente entrar em parafuso. Eu sempre questionava como tinha contribuído para aqueles sentimentos, mesmo que não estivesse diretamente envolvido na situação. É o que a depressão faz. Ela pode nos levar a sentir culpa por coisas que não fizemos. Pode testar os limites da percepção e borrar os limites entre o racional e o irracional. Pode exaurir seu corpo e seu espírito e fazê-lo sentir que se arrasta de um dia para o outro. E pode mentir para você, lhe dizer que, se trabalhar mais, fizer mais ou tentar mais, a vida não será tão desesperançada.

A depressão não me foi transmitida pela genética nem surgiu a partir de acontecimentos traumáticos. Tive uma daquelas infâncias pitorescas e animadas, cercado por uma família que me amava e me apoiava. Tinha bons amigos e ia bem na escola. Em todos os aspectos, tudo estava a meu favor. Segundo o senso comum, não sou o tipo de pessoa que deveria sofrer de alguma doença mental. Quando era mais novo, eu nem conhecia ninguém que tivesse depressão. Não entendia que essa doença teria o poder de devastar minha mente – ainda mais porque sentia que meus pensamentos, inclusive os negativos, eram apenas parte de quem eu era, um dos muitos componentes envolvidos em minha constituição biológica exclusiva.

Com 12 anos, toquei oboé pela primeira vez. Foi por obra do acaso que escolhi esse instrumento improvável, enquanto meus amigos preferiam clarinete, trompete ou bateria. Pouco antes de eu entrar na banda da escola, meu pai, ao ouvir um solo de saxofone soprano numa peça melódica de jazz, comentou: "Filho, que bonito! Será que é um oboé?" Não era, mas de certo modo o nome permaneceu vivo em minha mente e, na hora de escolher o que eu queria tocar, me senti atraído por esse instrumento vigoroso, embora às vezes melancólico. Em poucos meses de aula, foi como se meu dom estivesse escrito nas estrelas. Eu me destaquei e recebi aplausos e prêmios em todo o estado do Texas. Quando me formei no ensino médio, tinha sido aceito na Juilliard School, em Nova York, o sonho de qualquer candidato a musicista clássico. Todo mundo que eu conhecia se convenceu de que meu destino era tocar numa orquestra sinfônica de prestígio. Torci para que estivessem certos.

Na formatura do ensino médio, minha turma era grande: mais de oitocentos alunos. Daquele grupo, apenas dois iriam para a faculdade em Manhattan: eu e minha namorada, aspirante a artista plástica. O futuro parecia brilhante para esses dois jovens criativos de classe média do Texas. Estávamos empolgados para ir para a cidade grande e cruel e realizar nossos sonhos juntos. Eu tinha certeza de que a mesma disciplina, ética de trabalho e determinação que contribuíram para minha aceitação na Juilliard me conduziriam à formatura e à orquestra da minha escolha.

A música me abriu muitíssimas portas. Com 20 anos, eu já havia me apresentado como solista nos Estados Unidos e no exterior. Eu também acreditava que meu relacionamento amoroso era sólido. Eu deveria estar felicíssimo; no entanto, no segundo ano da Juilliard, não me senti *bem*. Eu estava cada vez mais sobrecarregado, enquanto a maré dos sentimentos me puxava lentamente para baixo.

A princípio, achei que a resposta seria apenas trabalhar mais. Essa estratégia tinha funcionado no passado. O mantra da minha juventude era trabalhar o máximo possível e depois encontrar tempo para me cuidar, pois eu via o autocuidado como mera recompensa do trabalho duro. Apesar da diversidade de experiências que Nova York tinha a oferecer, você me encontraria, noite após noite, estudando durante horas nas salinhas do conservatório que mais pareciam armários. De vez em quando, eu saía para escutar slams de poesia no Nuyorican Poets Cafe ou para ver quadros de Egon Schiele na Neue Galerie com minha namorada. Mas essas ocasiões eram raras, e o tempo que passava apreciando a riqueza das experiências e da companhia me fazia me sentir culpado por não estar trabalhando em minha música.

Em retrospecto, percebo que eu vivia sob a ilusão equivocada de que o bem-estar físico e emocional era uma mercadoria descartável. Logo, as mesmas características que tinham me permitido um nível de desempenho tão alto no ensino médio começaram a se voltar contra mim. Depois de dois anos me forçando implacavelmente, perdi toda a motivação para estudar, trabalhar, ensaiar, tocar e até amar. Não identifiquei esses sentimentos como depressão, porque não sabia o que era estar deprimido, embora agora entenda que era isso o que estava acontecendo. O que eu sabia era que a situação havia chegado a tal ponto que *precisei* largar a Juilliard e voltar para casa. Com isso, também tomei a decisão de deixar para trás a música, assim como meu primeiro amor. Eu acreditava piamente que era a coisa certa a fazer, mas não podia prever como seria difícil.

As marés da depressão

Abandonar a música ainda é uma das decisões pessoais mais difíceis que já tomei. As oportunidades que a música me dava, como a validação que veio com ela, tornaram essa decisão extremamente desafiadora. Por causa disso, eu a questionei muitas e muitas vezes. Quando voltei para o Texas, aquele desespero que antes ficava bem escondido embaixo de tudo começou a vir à tona cada vez mais. A depressão pode ir e vir, o que às vezes dificulta sua identificação. Há períodos em que você acha que está mantendo a cabeça fora d'água e outros em que sente que está se afogando.

De longe, a maioria das pessoas devia achar que eu estava bem. Fazia o que era preciso e *cumpria minhas obrigações*, mas, todas as noites, ficava na cama me esforçando para dormir. Tinha dificuldade para me conectar com os novos colegas, e era quase impossível olhá-los nos olhos, principalmente quando a culpa infundada tornava complicado até olhar meu próprio reflexo no espelho. Minha família estava por perto e continuava a me dar apoio, mas eu também tinha dificuldade de sentir seu amor por mim. A depressão me levou a um lugar no qual perdi toda a possibilidade de esperança. Precisava de ajuda, mas, como muitos pacientes, não me dava conta disso. Achei que conseguiria resolver tudo sozinho porque estava *levando.*

Mais tarde, depois de me formar no curso preparatório para a faculdade de medicina, comecei a trabalhar como técnico de pesquisa de um neurocientista promissor no Texas Medical Center. Nessa época passei a sentir todo o peso da depressão. Todas as manhãs, quando o sol nascia, eu sentia que era jogado na parte funda da piscina sem saber nadar. Embora a depressão me desgastasse lentamente, eu ainda tentava contribuir para uma pesquisa interessante, publicar artigos, montar meu currículo e conseguir uma vaga na escola de medicina. Eu fingiria até conseguir. Acreditava que essa era a única opção. Talvez essa mentalidade fosse fruto de minha crença infundada de que a felicidade vinha junto com o sucesso e que um afro-americano instruído que demonstrasse o mais leve sinal de fraqueza seria automaticamente igualado a um fracassado. Mesmo quando eu ainda fazia o possível para sobreviver, várias vezes por dia achava que era incapaz de lidar com as coisas. Ia ao banheiro, trancava a porta, me sentava no chão com o rosto nas mãos e chorava, para depois sair com vergonha do que havia feito.

Eu sabia que o que estava sentindo não era normal. Estava ciente de que os pensamentos e sentimentos negativos que eu vinha experimentando eram irracionais e injustificados. Mas era orgulhoso demais para admitir que havia algo errado e que não conseguia cuidar da minha vida por conta própria. Portanto, fiz o que sempre havia feito. Continuei levando, fazendo o possível para esconder o que estava acontecendo.

Certa manhã, depois de outra longa noite em claro, cheguei ao fundo do poço. Quando comecei a me preparar para trabalhar, a depressão me disse que não adiantava: não havia futuro para mim. Eu não conseguia nem sentir vontade de chorar, o que, no momento, era mais um numa longa fila de fracassos. Naquele dia, meu corpo e minha mente não me permitiram continuar. Em vez de ir trabalhar, como deveria fazer, eu me deitei no chão do closet escuro e deixei que um massacre de arrependimentos e recriminações me consumisse. Horas depois, quando minha família me encontrou lá, eu estava exausto demais para responder às perguntas de forma compreensível. Eles ligaram imediatamente para o serviço de emergência e me levaram para o pronto-socorro.

A depressão que me consumia se derramou como uma represa rompida, passando por cima de todas as barricadas que eu construíra com muito cuidado para esconder a dor e o sofrimento. Por que isso aconteceu naquele dia? Não sei dizer. Algum evento ou conversa significativa precedeu aquele desejo de me deitar e não me levantar mais naquela manhã? Na verdade, não. Apesar do que se vê nos filmes, nem sempre há alguma grande prova de fogo que provoca uma rachadura na nossa blindagem psicológica. Conforme aprendi em inúmeras conversas com colegas e pacientes, o gatilho de um episódio depressivo costuma ser algum acontecimento aparentemente pequeno. As pequenas coisas podem significar muito.

Não há nenhum teste decisivo que nos permita identificar eventos emocionalmente traumáticos. O que parece irrelevante para um pode ser uma questão de vida ou morte para outro. Primeiro, por causa de todas as mentiras que a depressão nos conta quando estamos em sua mira. Segundo, porque algo pequeno pode ser a gota d'água que faz o copo transbordar. É o ápice de cem, mil, um milhão de pequenas dores que carregamos – e a única diferença é que, naquele momento, a mente não consegue encontrar um modo de aguentar o fardo.

A depressão nos faz escolher abandonar a vontade de seguir em frente, perder a motivação de buscar o sucesso e abrir mão da esperança de reencontrar a felicidade. E, para muitas pessoas, essa acaba sendo uma escolha de vida ou morte. Naquela manhã, sentado no leito do pronto-socorro, respondendo às perguntas de uma lista de segurança cujo intuito era avaliar se eu tinha chance de tentar me machucar, percebi que queria viver. Nos meses seguintes, acabei encontrando um caminho para a cura sem precisar de antidepressivos ou buscar ajuda de um profissional de saúde mental. Apesar da depressão aparentemente impenetrável e da fragilidade emocional que me mantinha sob seus grilhões, a doença mental me poupou. Chegar ao fundo do poço me levou a um período de crescimento e maturidade que me permitiu melhorar aos poucos, com o tempo, e perceber que o tratamento de saúde mental funciona mais quando o autocuidado faz parte do planejamento.

A experiência com a depressão resultou em um exame de consciência durante minha formação médica, porque, à medida que eu ia aprendendo sobre o papel dos neurotransmissores e das vias neurais na doença mental, passei a achar que todos os caminhos rumo à cura tinham que envolver o uso de algum medicamento. Mas como eu havia conseguido melhorar sem isso? Em minha formação, aprendi que os avanços da medicina moderna (inclusive os medicamentos psiquiátricos) ajudavam os pacientes a dormir melhor, controlar a ansiedade, estabilizar os episódios de mania ou psicose e sair de períodos de depressão como o meu. Os medicamentos faziam parte de um protocolo de tratamento abrangente que, sem dúvida, melhorava e até salvava vidas. No entanto, no meu caso, fosse ou não um desequilíbrio químico a única causa da minha depressão, compreendi que havia tratamentos alternativos que não exigiam receita médica – ou que poderiam funcionar em conjunto com ela.

Isso queria dizer que havia potencial de cura *além* da medicina.

Para além do divã

Muitas vezes, quando falo de minha experiência com a depressão, as pessoas me perguntam imediatamente por que não busquei a ajuda de um terapeuta. Afinal de contas, é o que devemos fazer quando estamos com dificuldades, não é? Se precisa de ajuda, vá buscar. Marque uma consulta e converse com um profissional de saúde mental.

É algo adequado a dizer quando alguém com quem você se preocupa está com depressão ou quando alguma outra doença mental atrapalha a vida que a pessoa gostaria de ter. Francamente, adoraria ver mais gente fazendo terapia. Mas, infelizmente, marcar uma consulta com um psiquiatra ou terapeuta pode ser difícil.

Não se trata apenas do estigma que cerca a doença mental, ainda que esse fator tenha um papel maior do que eu gostaria. Com tantas entidades de conscientização sobre saúde mental financiando campanhas populares, além de personalidades dos esportes e do entretenimento que vêm a público para contar suas experiências com a terapia, posso dizer que o estigma não é mais a principal barreira. Em vez dele, há uma série de outros fatores mais práticos que mantêm a pessoa comum fora do consultório do terapeuta.

Em primeiro lugar, a terapia é cara. Para pagar mais barato, você pode se consultar com terapeutas em formação, que, no entanto, têm pouca ou nenhuma experiência. Não é raro que pacientes à procura de sessões mais baratas esperem meses para falar com um psicólogo. Se o seu plano de saúde incluir o tratamento de saúde mental, talvez você consiga encontrar um profissional, mas, infelizmente, muitos planos de saúde privados não cobrem a terapia, a não ser em circunstâncias muito específicas.

É importante considerar também o custo indireto associado à terapia. Trata-se de um sério compromisso de tempo, que pode exigir que você faça algumas concessões. Talvez você não tenha flexibilidade de horários para acomodar consultas regulares e ainda tenha que pagar o transporte ou, se tiver filhos, uma babá.

Resultado: ao somar as despesas extras, muitas pessoas que precisam de fato de psicoterapia deixam de procurar ajuda.

Há também questões referentes a oferta e demanda. A demanda de terapia é alta, principalmente em épocas turbulentas. É difícil encontrar um terapeuta que aceite pacientes novos, e mais ainda um psiquiatra de quem você goste e com quem queira continuar se tratando. As áreas rurais, em particular, sofrem pela falta de profissionais formados em saúde mental. É importante observar que nem todos os psiquiatras oferecem psicoterapia. Muitos só trabalham em ambiente hospitalar ou só recebem as pessoas rapidamente para gerenciar o regime medicamentoso. E se você tiver preferências específicas sobre o tipo de profissional que gostaria de consultar? Talvez uma terapeuta, um psiquiatra negro ou alguém com experiência com problemas LGBTQIAPN+? Isso limita ainda mais o conjunto de profissionais disponíveis.

É importante encontrar alguém que "combine" com você. Numerosas pesquisas[1] demonstraram que fatores como empatia, cordialidade e uma aliança terapêutica positiva[2] são tão ou mais importantes do que quaisquer intervenções de tratamento – tão importantes que a Associação Americana de Psiquiatria tem uma força-tarefa específica para oferecer diretrizes e recomendações a psiquiatras e outros profissionais de saúde mental (como terapeutas profissionais licenciados, psicólogos e assistentes sociais) a fim de se conectarem melhor com os pacientes.[3] Desse modo, esses pacientes podem ter uma chance maior de se beneficiarem com o tratamento. Em poucas palavras, se não houver uma boa relação profissional com o terapeuta, é menos provável que você alcance bons resultados.

Ao dizer tudo isso, não estou tentando afastar ninguém da terapia. Vejo a diferença que essas conversas podem fazer na vida de alguém e sempre indicarei a terapia na esperança de inspirar as pessoas a buscarem a ajuda de que precisam. Mas é importante admitir que essas barreiras existem, para que os indivíduos que estão em busca de uma boa saúde mental pensem em opções para além do consultório.

Dicas de cura em lugares inesperados

Algumas pessoas podem enfrentar tanto sofrimento emocional que precisam ser internadas, em geral por expressarem pensamentos suicidas. Foi o que aconteceu com Orin, paciente que conheci quando trabalhava numa ala de internação anos atrás. Você deve conhecer alguém como Orin. Ele sempre se orgulhou muito de sustentar a família. Era a pessoa com quem se podia contar para fazer as coisas acontecerem, fosse um projeto complexo no trabalho, fosse ajudar a filha com o dever de geometria. Inesperadamente, esse veterano do Exército de 40 e poucos anos foi demitido do cargo de engenheiro. Isso o fez perder o prumo.

A esposa passou a fazer turnos extras para pagar as contas enquanto Orin procurava um novo emprego. Parecia que nada dava certo. Ele se sentiu um fracassado, como se estivesse deixando as pessoas mais importantes de sua vida desamparadas. Por causa disso, caiu em depressão profunda, e as batalhas diárias contra a insônia e a falta de apetite logo transformaram esse homem forte em uma sombra magra e pálida de si mesmo. Por fim, ele não tinha mais motivação para nada.

Com o tempo, Orin e a esposa começaram a discutir mais sobre questões triviais, enquanto a filha adolescente interpretava a desolação crescente do pai como indiferença. Ele sentia que, não importava para onde se voltasse, não conseguia encontrar sossego. Estava exausto, irritado, queria ser deixado em paz. As tentativas de conexão da família, por mais intensas que fossem, eram rejeitadas por ele. No fundo, ele sabia que estava mal, mas, de seu ponto de vista, o que mais poderia fazer?

Naquele mesmo ano, Orin se separou da mulher e foi morar num pequeno apartamento quase sem móveis. Tinha chegado à conclusão de que queria ficar sozinho, mas, agora que passava seu tempo assim, sentia-se paralisado pela sensação de isolamento. No meio da noite, ligava para o irmão, a única pessoa em quem sentia que podia confiar, só para conversar. Quando admitiu que estava ficando cada vez mais fixado na arma carregada sobre a mesa à sua frente, questionando a si mesmo se não seria melhor para todos se ele deixasse de existir, o irmão imediatamente pediu ajuda. Orin foi internado para avaliação.

Nos Estados Unidos, as internações psiquiátricas costumam durar, em média, dez dias.[4] Tipicamente, pacientes como Orin começam a tomar medicamentos ISRS, como Prozac ou Zoloft, para amenizar a depressão. Embora os melhores indícios científicos mostrem que esses medicamentos podem levar várias semanas para provocar alguma melhora perceptível no humor, por que a maioria dos pacientes, como Orin, relatam se sentir melhor muito mais depressa, em geral em poucos dias?

A verdade é que, apesar do tempo que os psiquiatras passam discutindo neurotransmissores e desequilíbrios químicos e o papel que antidepressivos, estabilizadores do humor e antipsicóticos têm na correção do problema, a cura pode vir de diversas formas. Os remédios devolvem aos pacientes a possibilidade de atenderem a suas necessidades humanas básicas, como ter um sono tranquilizador, por exemplo.

Embora ninguém queira passar uma semana num hospital psiquiátrico, a internação funciona para pacientes como Orin, porque os remove do ambiente de isolamento e desespero e os coloca em outro que lhes oferece três refeições por dia, um lugar seguro para repousar, grupos de terapia e médicos e enfermeiros empáticos. Ela também renova a esperança dos pacientes – a crença de que podem e vão melhorar. Essa convicção é mais importante do que se pensa.

O poder do placebo

Em meu último ano na faculdade de medicina, fui a Boston para um mês de estágio no Hospital McLean da Universidade Harvard. Lá, trabalhei na unidade de tratamento para adolescentes. Os pacientes vinham de todos os Estados Unidos e alguns ficavam por lá várias semanas. Durante sua estada, participavam de terapia em grupo, programas educativos, reuniões familiares e sessões regulares com o psiquiatra. O ambiente em si era aconchegante, acolhedor e curativo – um lar fora de casa.

Como parte de meu treinamento, eu me encontrava rotineiramente com uma simpática médica para revisar estudos ou conversar sobre casos interessantes. A maior parte das conversas girava em torno de questões básicas para os estudantes de medicina: a teoria psicanalítica de Freud, os estágios de desenvolvimento de Erikson ou as consequências dos estudos STAR*D sobre as prescrições de medicamentos. Mas, certo dia, ela me passou um manuscrito amassado e delicadamente grampeado.

– Gostaria que você desse uma olhada nisso – disse ela com um sorriso suave.

O artigo era uma revisão de 2014 intitulada "Antidepressants and the Placebo Effect" (antidepressivos e o efeito placebo), de autoria do Dr. Irving Kirsch, professor da Escola de Medicina de Harvard. Nesse artigo, Kirsch fez uma afirmação ousada: a maior parte, se não a totalidade, dos benefícios terapêuticos dos antidepressivos se deve ao efeito placebo.

Um placebo não passa de um tratamento inativo – em geral, um comprimido de açúcar. Em geral, esse recurso é usado em estudos clínicos como base de comparação com o fármaco real, para ver se o tratamento é de fato eficaz. Mas, às vezes, por motivos que mal começamos a entender, a mente acredita que o placebo funciona,[5] e fazer o tratamento "falso" resulta em melhora marcante de doenças como síndrome do intestino irritável e transtorno da dor crônica.[6] No artigo que a médica me pediu que lesse, Kirsch afirmava que a reação ao placebo poderia ser responsável por até 82% da melhora que os médicos observam depois de receitar antidepressivos ao paciente.

Se o que Kirsch afirmava fosse realmente verdade, esse dado questionaria tudo o que eu havia aprendido até então sobre esses fármacos e como ajudavam a tratar as doenças mentais.[7] Embora continuem a levantar polêmicas, os achados de Kirsch me fizeram pensar. Não tomei antidepressivos e mesmo assim me recuperei. Talvez a razão de tantos pacientes se sentirem melhor quando tomam um comprimido – aquele que o médico diz que os fará melhorar – se deva à expectativa ou à confiança de que dará certo.

A pesquisa de Kirsch questionava o que haviam me ensinado sobre a depressão, ou seja, que era uma doença do cérebro que precisava ser corrigida por um protocolo de tratamento que *necessariamente* incluía medicamentos. No entanto, quanto mais eu pensava nessa ideia, mais comecei a enxergar o cérebro deprimido não como um problema, mas como parte da solução. Isto é, se o placebo funciona na depressão, a mente, e não o remédio em si, é que produz a cura. E, como a desesperança é uma característica que define a depressão, a verdadeira pergunta é: *é possível que a crença na cura trate algumas doenças, mesmo na ausência do medicamento em si?* De acordo com Kirsch, eis a simples resposta: sim.

Nos anos seguintes, enquanto terminava a faculdade, fazia residência em psiquiatria, trabalhava com uma bolsa de medicina integrativa e começava a tratar pacientes por conta própria, pensei no significado das ideias de Kirsch para nossa concepção do que é doença e saúde mental. Depois de receitar antidepressivos e ver tantos pacientes melhorarem, não pude deixar de me perguntar qual papel o medicamento tinha nessa melhora – não só do ponto de vista psicológico, mas do neuroquímico também. O que sustentava a recuperação: a mudança nos níveis do neurotransmissor ou o conforto inconsciente do remédio que prometia alívio? Seria um pouco dos dois?

Quis saber a resposta diretamente de Irving Kirsch. Por isso, entrei em contato com ele para descobrir por que os placebos podem ser tão eficazes.

"O que sabemos sobre os placebos é que, em muitas doenças, como na ansiedade e na depressão, há uma resposta substancial que não obtemos quando não oferecemos nenhum tratamento", explicou ele.

Kirsch também disse que o efeito placebo funciona até quando os pacientes *sabem* que o remédio é um placebo. Para minha surpresa, mesmo nesses estudos de "rótulo aberto", os pacientes ainda sentem alívio dos sintomas. Eles sabem que o medicamento é falso, mas o efeito é real. Como assim?

"Quando lhes damos o placebo, explicamos por que ele pode funcionar mesmo assim; a explicação se baseia, em parte, no processo de condicionamento clássico", disse Kirsch.

Talvez você se lembre do condicionamento clássico por causa do cão de Pavlov. Essa forma de condicionamento é um processo simples de aprendizagem que combina dois estímulos diferentes: um que provoca uma reação biológica do organismo e outro que é mais neutro. Por exemplo, antes de alimentar o cão com fome, Pavlov tocava uma sineta. A comida fazia o cão salivar. Mas, com o tempo, quando o animal associou a comida à sineta, Pavlov conseguiu provocar a reação de salivar só tocando a sineta. O cão aprendeu que os dois estímulos estavam relacionados e que significavam uma boa refeição a caminho.

Kirsch me pediu que pensasse no antidepressivo como um estímulo condicionado – como a sineta. Como vivemos num mundo em que a medicina moderna tem prestígio e aponta a necessidade de injeções, cirurgias e medicamentos para curar o que nos incomoda, acreditamos que esse tipo de intervenção é absolutamente necessário para recuperarmos o bem-estar. Quando tomamos um comprimido, mesmo sabendo que não deveria funcionar, nos sentimos melhor por causa dessa crença forte na medicina moderna. Mas como será que essa convicção se traduz em pessoas que realmente se sentem melhor, principalmente as que convivem com depressão e ansiedade?

"O comprimido em si ajuda a mobilizar a capacidade de autocura do corpo. Ele pode provocar uma expectativa de melhora e reacender a esperança", disse Kirsch. "Isso é importantíssimo na depressão, pois a desesperança é uma das características que a definem."

Quando confessei que suas ideias – expandidas no livro *The Emperor's New Drugs: Exploding the Antidepressant Myth* (As drogas novas do rei: Explodindo o mito dos antidepressivos), que recebeu boas críticas – não haviam sido discutidas e muito menos apresentadas formalmente durante os meus estudos em medicina, Kirsch não se surpreendeu. Admitiu que os psiquiatras têm dificuldade em aceitar o efeito placebo nos tratamentos de saúde mental.

"É como tirar a única coisa que eles têm [se só receitam remédios], por isso é natural que resistam", disse.

Se os placebos são tão eficazes quanto afirma a hipótese de Kirsch, o que eu gostaria de saber é se profissionais de saúde mental como eu poderiam aproveitar o efeito placebo para ajudar os pacientes a sarar. Kirsch apoiou imediatamente essa ideia.

"Mesmo que você receite medicação, sabemos pelos dados científicos que é possível aumentar a resposta ao tratamento manipulando a expectativa. Se você induzir expectativas positivas, terá uma resposta melhor; se induzir expectativas negativas, terá menos resposta."

Isso é visível, argumentou, quando os estudos oferecem o fármaco ativo a mais de metade dos participantes. Algumas pesquisas podem dividir os participantes em duas turmas: metade recebe o fármaco, a outra metade, o placebo. Em outras, dois de cada três participantes recebem o medicamento ativo. Isso significa que cada participante teria uma probabilidade de dois em três, ou 66% de probabilidade, de receber o remédio. Kirsch disse que haveria uma reação mais forte ao placebo na segunda situação. Saber que a probabilidade de receber o remédio é maior significa que a expectativa de alívio também será.

"As pessoas pensam: tudo bem, tenho mais confiança de que vou receber o tratamento real", explicou ele. "E por isso reagem melhor."

A crença pode ter um poder de cura improvável mas efetivo. De acordo com uma pesquisa publicada na revista *Lancet*, até 35% dos adultos deprimidos melhoram quando recebem placebo.[8] É um número bem significativo de pessoas que poderiam se recuperar se os profissionais de saúde mental conseguissem inspirar uma renovação da esperança e a expectativa de melhora.

Esse extraordinário efeito placebo nos ensina que a esperança é mais que um sentimento. É parte essencial da cura – contanto que possa ser renovada. É preciso acreditar que o contentamento, o estado de se sentir bem com quem você é e com o que tem, além de possível é inevitável. E isso se inicia quando você começa a pensar para além da medicina tradicional e acrescenta o autocuidado ao regime de saúde mental.

O poder do autocuidado

Danae Mercer, jornalista e influenciadora de positividade corporal, encontrou a fama ao acaso nas redes sociais e a usa para instruir as pessoas sobre os truques que modelos e celebridades usam para ter uma aparência impecável. Ex-editora-chefe da revista *Women's Health Middle East*, ela diz que, como parte de sua jornada em busca da saúde mental, se inspirou a escrever sobre como os corpos que saíam na revista eram "filtrados, posados e aperfeiçoados".

Danae tem interesse pessoal em ajudar os outros a verem os "bastidores" de todas essas imagens aparentemente perfeitas. Ela recebeu o diagnóstico de transtorno alimentar quando estava na faculdade.

"Fiz dieta aqui e ali desde a adolescência, como todas as garotas da época, mas, aos 19 anos, minha mãe faleceu. Encontrei meu controle por meio da comida. Tive anorexia e fiquei muito doente bem depressa."

Por sorte, os professores de Danae a ajudaram a se tratar. Ela é grata à universidade por ter lhe fornecido um médico, um terapeuta e um nutricionista para dar início ao seu processo de recuperação, embora ela fosse a primeira a dizer que a consulta a um psiquiatra anos antes fora somente o primeiro passo de um processo vitalício de esforço pela manutenção de sua saúde mental.

"A terapia é uma ferramenta poderosa que nos dá recursos para entender o que está acontecendo e um espaço seguro para lidarmos com os problemas. Mas o amor-próprio é uma jornada diária. Para mim, as práticas de autocuidado são fundamentais para a manutenção da saúde mental."

Nos tempos modernos, passamos a igualar a medicina a clínicas, jalecos brancos, hospitais *high-tech* e medicamentos.

Pensamos em substâncias químicas, moléculas e tecnologia; no entanto, esquecemos que o autocuidado é parte integrante da cura em toda a história humana, embora alguns tentem menosprezar seus benefícios. O que é autocuidado? Em poucas palavras, é usar formas saudáveis e adaptativas para recarregar as energias. Não há uma resposta válida para todo mundo. Alguns podem adotar o autocuidado com práticas regulares de yoga, outros com corridas ou passando algum tempo junto à natureza.

"Quando a situação é estressante, preciso tomar decisões conscientes de autocuidado o tempo todo", explicou Danae. "Para controlar a situação, passo quinze minutos escrevendo em meu diário e medito por dez minutos. Faço essas coisas não importa o que aconteça. Muitas vezes, sinto que deixamos de lado as práticas de autocuidado quando nos sentimos ocupados ou estressados demais. Mas, para ser sincera, é nesse momento que mais precisamos delas; em geral, elas são mais necessárias quando menos queremos lhes dar espaço."

É claro que o autocuidado vai além do yoga, do exercício ou de passar um tempo com amigos e familiares. Ele também envolve assegurar que você vai ter descanso suficiente, se alimentar bem e usar a respiração como remédio. O autocuidado nos proporciona a base que nos permite otimizar nossa saúde mental.

Entendo que a palavra "autocuidado" remeta a imagens de um spa ou de tratamentos holísticos caríssimos. O autocuidado, porém, é um estilo de vida saudável em que você atua e vive cada dia com a intenção prática de cuidar bem do corpo e da mente. Você pode praticar o autocuidado todos os dias e, mais importante, isso não precisa custar um tostão.

O autocuidado é a forma original de medicina preventiva. Hipócrates, o pai da medicina, incentivava as pessoas a se alimentar bem já em 400 a.C. Ele dizia: "Que a comida seja teu remédio e o remédio seja tua comida." Ter uma alimentação rica em nutrientes, vitaminas e sais minerais que promovem a saúde cerebral é um ato de autocuidado.

Aulas de yoga, meditação, práticas espirituais, assim como tomar um longo banho, assistir a um filme com amigos ou ter uma boa conversa com alguém em quem você confia são atos de autocuidado. Manter-se hidratado com água suficiente e priorizar o sono são formas de autocuidado também, assim como desligar o celular durante o almoço, se afastar das telas meia hora antes de se deitar ou prestar atenção em como você respira quando começa a se sentir assoberbado. Qualquer atividade que seja saudável, intencional e sirva como uma base para a sua saúde e seu bem-estar gerais entra na categoria de autocuidado. Esses pequenos gestos podem fazer uma grande diferença e permitir que você se torne mais resiliente, menos estressado e mais capaz de enfrentar os desafios emocionais que o mundo lançar contra você.

É comum termos dificuldade de incorporar o autocuidado à nossa vida por causa das responsabilidades no trabalho, em casa ou nos estudos. É comum os pacientes me dizerem que se sentem egoístas ao reservar algum tempo para meditar ou se exercitar.

Mas, na verdade, o autocuidado é uma das coisas mais altruístas que você pode fazer por si mesmo. Afinal, é impossível estar em condições de ajudar os que mais precisam se você negligenciar as necessidades de seu corpo e sua mente.

Como discutimos, o autocuidado tem tanto papel na cura quanto antidepressivos e outros tratamentos médicos mais convencionais. As evidências científicas demonstram que as chamadas intervenções de estilo de vida podem melhorar nossa saúde mental.[9] É como carregar um escudo metafórico para bloquear qualquer confusão complicada que você esteja tentando resolver.

Desenvolver uma prática de mente e corpo como meditação, exercícios respiratórios e yoga, tomando medicamentos psiquiátricos ou não, pode trazer quietude, equilíbrio e tranquilidade ao caos do mundo que nos cerca. Como autocuidado, o exercício físico faz bem ao corpo, mas também à mente. Lembre-se igualmente de que os alimentos são um remédio. Esses hábitos aumentam o nível de diversos neurotransmissores no cérebro de modo natural, reduzem o estresse, ajudam a atravessar situações difíceis, oferecem esperança e fazem você se sentir melhor em todos os aspectos. E o que é mais importante: um bom prato de comida costuma funcionar imediatamente.

"Com essas coisas, me sinto forte sendo eu mesma", explicou Danae. "Pode ser musculação, corrida ou uma ótima sessão de yoga. É importante me dar esse tempo."

Quando recordo minha experiência com a depressão, vejo que encontrei maneiras de investir no autocuidado. Comecei a praticar yoga. Encontrei um novo propósito por meio da fé. Obtive conforto na conexão que tinha com minha família. Essas ações foram antidepressivas para mim – como são para muitos pacientes meus. Ao contrário do medicamento antidepressivo, elas são autossustentáveis. Nunca tive medo de que perdessem a eficácia com o tempo. Essas intervenções de autocuidado aparentemente insignificantes me deram força, esperança e a convicção de que eu poderia voltar a me sentir bem. Com isso, provocaram mudanças profundas em meu corpo e minha mente. Vi que fazem o mesmo efeito em meus pacientes. Há cura além da medicina. O autocuidado é uma forma de cura e pode ser a solução que você está buscando.

CAPÍTULO 4

A SOBREVIVÊNCIA DO MAIS APTO

A arte da vida está em nos reajustarmos
constantemente ao ambiente.
– Okakura Kakuzō

Alguns anos atrás, fui convidado a comparecer a uma oficina de yoga num estúdio próximo. A oficina se chamava *Yoga para homens: Forjando a resiliência*. Eu me inscrevi porque seria ministrada por dois amigos meus, Chris e Alec – e, por gostar de yoga, me pareceu algo bom a fazer numa manhã de domingo.

Admito que fiquei curioso com o título da aula. Nos dias anteriores ao evento, revirei na mente a ideia de "forjar" a resiliência. Nunca havia pensado na capacidade de se reerguer como algo que a própria pessoa pudesse produzir e, com certeza, não tinha considerado o assunto em termos do gênero. Minha experiência e meu trabalho me indicavam que alguns indivíduos eram naturalmente resilientes. Fosse pela genética, fosse pela pura determinação à moda antiga, eles eram capazes de se recuperar com facilidade, não importava o que a vida lhes trouxesse. Outros, infelizmente, não eram abençoados com esse dom. Até obstáculos aparentemente pequenos tinham o poder de arrasá-los, e era preciso um esforço imenso para que voltassem a se levantar. Eu estava curioso para ver que tipo de informação sobre resiliência meus dois amigos apresentariam entre as sequências de vinyasa.

Chris e Alec são homens negros e carismáticos, rostos que muitos não estão acostumados a ver em estúdios de yoga. Definitivamente, não se encaixam no estereótipo do yogue entoando Om. Chris é um guru da boa forma alto e musculoso, de sorriso convidativo e sotaque do sul dos Estados Unidos, e tem uma daquelas personalidades com o poder de cativar o público imediatamente. Seu colega Alec gosta de camisas dashiki de cores vivas e cabelo black power estilo anos 1970. Apesar da aparência que chama a atenção, é mais calado. Mas a combinação da voz e do comportamento desse homem formado numa das mais prestigiosas universidades do país deixava facilmente os convidados no clima para uma sessão rejuvenescedora de meditação. Ambos eram professores de yoga experientes, mas eu estava curioso com o que teriam a dizer sobre a construção de uma habilidade que a maioria acredita ser inata.

A oficina começou com uma série curta de vinyasa. O grupo era pequeno, cerca de vinte homens no total, com graus variados de experiência em yoga. Embora estivéssemos todos contentes por movimentar o corpo, estava claro que muitos tinham dificuldade de entender a conexão entre yoga e resiliência. Qualquer yogue experiente lhe dirá que as práticas de mente e corpo são ricas em simbolismos, imagens e metáforas capazes de ensinar lições práticas que podem ser usadas fora do tapetinho. No entanto, a ligação entre esses movimentos conhecidos e o tipo de flexibilidade emocional da resiliência continuava um mistério.

No fim da série, Alec e Chris foram para a frente do estúdio, onde um grande flipchart branco os aguardava. Chris pegou uma caneta e escreveu a palavra resiliência no alto da folha.

Ele se virou para nós e perguntou: "O que significa resiliência?" E esperou para escrever nossas respostas no papel.

Comecei a responder, mas me detive. Percebi naquele momento que não tinha certeza do que era resiliência. Mas, mesmo que conseguisse encontrar alguma definição parcial, eu sabia que não fazia ideia de como "forjá-la". Decidi que seria melhor escutar em vez de falar. Talvez alguém tivesse algo mais esclarecedor a dizer.

Depois de alguns momentos de silêncio, outros integrantes da turma começaram a dar ideias sobre o conceito.

– Significa que você se mantém firme.
– Nada atrapalha você.
– É uma questão de força.
– É uma questão de garra. Continuar avançando, não importa o que aconteça.

Enquanto Chris escrevia essas respostas no bloco, logo ficou claro que ninguém na sala tinha uma noção segura do que era resiliência. Como eu, todos tinham um entendimento tênue do conceito e de como ele ajudaria as pessoas a superar os obstáculos, mas estavam presos a características como força e determinação.

Ouvir essas notas de incerteza me fez recordar uma postagem que eu havia escrito recentemente numa rede social em relação às sequoias da Califórnia. No texto, eu elogiava os chamados arranha-céus da natureza por sua rigidez e capacidade de aguentar a prova do tempo. Sugeri que os seres humanos poderiam aprender algumas coisinhas com essas plantas tão fortes e inabaláveis.

Fiquei surpreso quando uma leitora comentou a postagem para me dizer que eu havia entendido tudo errado. Num dia de vento, escreveu ela, essas árvores imensas balançavam como penas ao vento. Em retrospecto, percebi que "rígido" não era a melhor palavra. Ela estava certa: não era a força que mantinha as árvores em pé durante centenas de anos. Era algo mais.

Enquanto escutava os homens da oficina citando a garra e a perseverança e imaginava aquelas sequoias misteriosamente antigas se curvando na brisa, de repente me ocorreu que a resiliência não era tanto uma questão de robustez, mas de adaptabilidade.

Se era a resiliência que dava a alguns a capacidade de aguentar as dificuldades e as dores da vida e manter a cabeça erguida, forjar resiliência deveria significar aprender a mudar e a se mover com o vento. No mínimo, pensei, devia querer dizer criar espaço para se adaptar melhor ao ambiente, dando a si mesmo a elasticidade e a elegância necessárias para encontrar maneiras saudáveis de superar os obstáculos da vida – grandes ou pequenos.

Resiliência: natureza versus criação

A resiliência é definida pela Associação Americana de Psicologia como "a capacidade humana de se adaptar diante de tragédias, traumas, adversidades, dificuldades e agentes estressores importantes e contínuos da vida".[1] Observe que não há nada aí sobre esse tipo de habilidade adaptativa ser inata ou desenvolvida ao longo do tempo. Mas essa é a pergunta que muitos na comunidade de saúde mental vêm fazendo há décadas. Será que a resiliência é determinada pelos genes ou pelo ambiente onde a pessoa vive? Assim como na maioria das situações em que buscamos entender se algo é inato ou não, essa também não é uma pergunta fácil de responder.

À primeira vista, pode parecer que algumas pessoas são naturalmente mais adaptativas que outras. Que elas simplesmente são assim. Durante muito tempo, eu mesmo acreditei nessa hipótese. Trabalhei com pacientes que sobreviveram a acidentes de avião e viram amigos morrerem na guerra. Tratei vítimas de tráfico de pessoas e gente que sobreviveu a anos de abuso doméstico. Quando estudo as histórias delas, costumo achar difícil acreditar que ainda sejam capazes de levar a vida e até mesmo seguir em frente. Apesar das circunstâncias horríveis que viveram, muitas delas não só sobreviveram como prosperaram. Conseguiram se formar, arranjar bons empregos, construir amizades profundas e casamentos felizes. Encontraram maneiras de deixar o passado para trás e descobrir propósito e contentamento. Francamente, não dava para imaginar as circunstâncias que enfrentaram se não me tivessem contado.

Outros pacientes com quem trabalhei tiveram problemas parecidos e não se saíram tão bem. Não conseguiram superar as experiências e, por causa do trauma, tiveram que enfrentar problemas significativos de saúde mental. Muitos não conseguiram mais achar seu propósito de vida e tiveram dificuldade em encontrar razões para continuar. Perderam o emprego e os relacionamentos importantes. Não conseguiam mais se conectar com os outros e se sentiam isolados e incompreendidos. O passado continuou a assombrá-los, e foi ficando cada vez mais difícil lidar até mesmo com os pequenos obstáculos que surgem no dia a dia de todos nós.

Quando vemos um contraste tão grande entre pessoas que sofreram adversidades semelhantes na vida, começamos a nos perguntar o que as distingue. Seriam os anos de psicoterapia e processamento do trauma? Afinal de contas, alguns receberam terapia profissional na hora, enquanto outros não haviam consultado um psiquiatra até entrarem em meu consultório (às vezes, para tratar um problema que aparentemente nem tinha relação com o trauma). Será que a resiliência se devia ao apoio da família e dos amigos? Alguns pacientes tinham uma forte rede de apoio; outros não contavam com a mesma sorte. Será que havia algum outro fator em jogo quando se tratava de resiliência? Por mais que eu tentasse descobrir, nenhuma explicação específica se aplicava a todas as pessoas bem-preparadas para se adaptar após enfrentarem adversidades.

Por isso, é muito fácil pensar que certos indivíduos simplesmente nasceram com algum tipo de gene da resiliência que ajuda a protegê-los das consequências de eventos estressantes. Às vezes, parece que essa é a única explicação que se encaixa nos dados.

Pesquisas realmente apontam que alguns genes são capazes de aumentar ou diminuir a possibilidade de alguém desenvolver doenças mentais como depressão e TEPT em decorrência de um acontecimento traumático.[2] Os estudos de associação genômica ampla, em que cientistas procuram associações entre genes e características específicas, identificaram alguns deles, como o da enzima catecol-O-metiltransferase (COMT), o do neuropeptídeo Y (NPY) e certos transportadores de serotonina que têm uma correlação forte com comportamentos resilientes.[3] Isso faz sentido, porque esses genes estão envolvidos de diversas maneiras no modo como o cérebro processa as informações. O excesso ou a escassez dessas substâncias neuroquímicas alteram a forma como percebemos e reagimos a vários agentes estressores, seja o rompimento com a pessoa amada, seja tentar sobreviver numa zona de guerra.

Vários desses genes operam numa rede cerebral específica chamada eixo hipotálamo-pituitária-adrenal (HPA), um circuito especial que ajuda a modular a reação ao estresse.[4] Em poucas palavras, o estresse é qualquer coisa que "exceda a capacidade regulatória do organismo, principalmente em situações imprevisíveis e incontroláveis".[5] São aqueles sentimentos esmagadores de desconforto no corpo ou na mente que surgem quando enfrentamos uma situação que parece estar além das nossas capacidades. O estresse pode estar no âmbito físico, como ao correr uma maratona completa depois de treinar apenas 5 quilômetros, ou pode ser emocional ou psicológico, como ao trabalhar demais para terminar um grande projeto ou discutir com um familiar ou amigo íntimo.

Quer esteja tentando terminar o 26º quilômetro, quer esteja virando mais uma noite no escritório, seu corpo reage ao estresse produzindo substâncias como o cortisol e a adrenalina, às vezes chamadas de hormônios do estresse. Sentir-se sobrecarregado ou estressado pode levar o corpo a entrar na chamada sobrecarga alostática,[6] que acontece quando o corpo e a mente estão operando em capacidade máxima e têm dificuldade para se adaptar. A privação de sono, a falta de exercícios físicos, a má alimentação e o tabagismo podem provocar sobrecarga alostática. Ela também deixa o corpo num estado inflamatório que acaba aumentando o risco de doenças físicas e mentais.

Até ações aparentemente insignificantes podem provocar a liberação de cortisol, como se levantar da cama pela manhã ou ficar no engarrafamento a caminho do trabalho. O cortisol é liberado com o propósito de proteger o corpo e a mente para suportarem a situação em que você se encontra. Sua função é preparar o organismo para enfrentar o estresse e lidar com ele da forma mais vantajosa possível.

No entanto, o cortisol deveria ser uma solução fisiológica para um problema de curto prazo. Embora a quantidade desse hormônio tenda a flutuar no decorrer do dia, a ideia é que, uma vez superado o estresse, seu nível caia. Se o agente estressor continuar atuando por longos períodos, esse nível elevado de cortisol acaba sendo interpretado pelo corpo como ameaça.

Embora no DSM não haja como determinar o diagnóstico psiquiátrico de "estresse", viver nesse estado por muito tempo pode ter consequências arrasadoras para o corpo e a mente. O estresse pode causar mudanças em áreas do cérebro como o hipocampo, o córtex pré-frontal e a amígdala.[7] Por quê? Um pico de hormônios do estresse deixa a mente e o corpo em alerta total, tentando constantemente combater o ataque que estão sofrendo, mesmo que ele não exista. Isso faz você se sentir "tenso e cansado", com músculos doloridos, ou confuso e com dificuldade de se concentrar.[8] Esse processo nos leva de volta à ideia da inflamação crônica e sua associação com a saúde mental.[9] A inflamação foi associada à depressão,[10] à ansiedade e ao TEPT.

Estudos mostraram que certas variantes genéticas podem nos deixar mais ou menos resistentes à resposta do cortisol no organismo.[11] Isso significa que o mesmo evento estressante tem o potencial de provocar um pico maior de cortisol em uma pessoa que em outra. Com o tempo, essas diferenças podem influenciar a resiliência de alguém que esteja tentando encontrar seu caminho nessa corrida de obstáculos que chamamos vida.

Dito isso, embora existam e comprovadamente causem mudanças sutis no modo como o corpo reage às situações difíceis, esses genes não são os únicos responsáveis por nossa saúde mental. A genética não é determinista, embora costumemos nos referir a ela dessa forma. O mais importante é que os genes não trabalham isolados uns dos outros. O ambiente, assim como nossas escolhas, tem grande influência sobre quando, onde e como um gene específico vai afetar o modo como agimos e nos sentimos. Os cientistas chamam isso de epigenética.

Pense nisso. Você pode vir de uma família de engenheiros, mas talvez prefira ser artista plástico – e só porque a engenharia talvez seja mais natural para você, isso não significa que não possa gostar mais de arte. Ou talvez tenha 1,68 de altura, como Spud Webb, um ex-atleta americano, mas isso não o impeça de jogar basquete na NBA. Na verdade podemos usar a epigenética para fazer ajustes em nosso estilo de vida que nos ajudem a ter mais controle sobre nosso futuro. Se seus familiares têm doenças cardíacas ou diabetes, você pode ser proativo e tomar cuidados extras com a alimentação para reduzir seus riscos de sofrer com um desses problemas. Do mesmo modo, se sua mãe, seu pai, seu irmão e sua irmã enfrentaram a depressão, isso não significa que você também ficará deprimido em algum momento, ainda mais se conhecer os sinais precoces e tiver um bom plano caso se veja escorregando em direção à doença. Embora a genética contribua para a resiliência – e não temos controle sobre nossos genes –, temos controle total sobre nossa capacidade de adaptação.

Quando estudava na Juilliard, conheci muitos artistas talentosos do mundo inteiro. Estava cercado por alguns dos melhores atores, músicos e dançarinos de minha geração. Às vezes era difícil não desanimar ao ver como eles eram naturalmente bons, cada um à sua maneira. Meu colega de quarto, por exemplo, era um dos violinistas mais talentosos que já conheci. Filho de dois músicos profissionais, tinha ouvido absoluto, raramente estudava e lia uma partitura de Brahms como se fosse história em quadrinhos. Conseguia pegar o violino de surpresa e fazer uma apresentação impecável diante de qualquer público. Eu não tinha esses dons naturais; minha estrutura genética não determinava esse tipo de habilidade sem esforço. Mas vou lhe contar um segredo: a maioria dos colegas da Juilliard também não tinha esse tipo de predisposição à excelência musical. Mas todos estávamos lá, competindo no mesmo nível. Os que não tinham esse talento inato conseguiam se concentrar nos aspectos do ofício que podiam controlar: foco, disciplina e estudo.

O que fazemos é importante e tem o poder de moldar a reação do cérebro ao estresse. Uma das características mais extraordinárias do cérebro é sua capacidade natural de adaptação – algo que os cientistas chamam de neuroplasticidade. A alta maleabilidade do cérebro explica como o ser humano é capaz de aprender, de armazenar novas lembranças e de se recuperar após eventos traumáticos. Os circuitos cerebrais se moldam e remoldam em reação a tudo que encontramos no ambiente.[12] Isso significa que, em épocas de estresse, se uma área do cérebro não estiver funcionando como deveria, outra região pode dar conta do recado. A neuroplasticidade nos mostra que, na hora de lidar com acontecimentos desafiadores e situações estressantes, o que fazemos é tão ou mais importante do que o modo como fomos naturalmente programados para agir. A capacidade de se adaptar e se recuperar depois de estresses físicos e emocionais nos dá o poder de fazer o cérebro trabalhar a nosso favor – e não contra nós – em nossa jornada de autocuidado. Isso é poder.

Embora algumas pessoas possam apresentar uma variante específica de um gene que lhes coloque em certa desvantagem na hora de administrar o estresse, há muitas maneiras de compensar essa predisposição neurobiológica. No fim das contas, graças à neuroplasticidade, você tem o poder de forjar sua resiliência. Penso nisso como algo semelhante à regra das 10 mil horas popularizada por Malcolm Gladwell: a ideia de que são necessárias cerca de 10 mil horas de treino para dominar uma tarefa.[13]

Mesmo que já venha de fábrica com os genes que promovem a resiliência, você precisa colocá-los para trabalhar. Gênios musicais como Mozart ou Miles Davis teriam deixado sua marca se nunca tivessem tido uma aula de música? Eu me arrisco a dizer que não. É possível ter todo o talento do mundo, mas, se você não der um jeito de aproveitá-lo, ele será desperdiçado. Com a resiliência não é diferente. Não importa que dons naturais você traga em seus genes; a genética só o levará até certo ponto. Cultivar o ambiente certo e dedicar tempo à prática são as ações que ativam esses genes e que fazem toda a diferença. A resiliência é uma habilidade que você pode forjar com o tempo, e o autocuidado tem um papel fundamental na construção desse tipo de competência.

Resiliência acima da garra

Tem havido muita discussão sobre o poder da garra na última década, principalmente com a publicação do best-seller de Angela Duckworth, *Garra: O poder da paixão e da perseverança*. Durante a oficina *Yoga para homens*, os participantes equiparavam resiliência a garra, mas logo notei que essas palavras não querem dizer a mesma coisa. A diferença entre as duas é importante, ainda mais quando falamos de preservar a saúde mental.

Enquanto trabalhava para entender melhor a resiliência, encontrei o que muitos cientistas acreditam ser o animal mais resiliente do mundo: o tardígrado. Esses seres incomparáveis, também chamados de ursos-d'água, são quase invisíveis a olho nu, mas poderosos. Quando os olhamos pelo microscópio, primeiro nos espantamos com sua aparência peculiar. Esse microanimal de oito patas e focinho curto parece uma lagarta com algum tipo de roupa inflável. Não é exatamente o tipo de aparência de força e dominância que nos faz lembrar a resiliência.

No entanto, esses sujeitinhos são *duros na queda*. Conseguem sobreviver dez anos sem nenhuma gota d'água – e ainda suportam temperaturas de 200 graus negativos a 150 graus positivos. Também estão equipados para suportar mil vezes mais radiação do que os outros animais. Os cientistas descobriram que eles conseguem sobreviver no espaço, onde outros animais sucumbiriam quase imediatamente ao frio, à radiação cósmica e à falta de pressão atmosférica. Sua capacidade de sobrevivência é extraordinária. No entanto, o que acho mais espantoso é que os cientistas se perguntam se os ursos-d'água sempre foram tão robustos assim. Parece que, na verdade, eles evoluíram por causa de sua capacidade de se adaptar ao ambiente.[14]

Pensemos na resistência à radiação. Os ursos-d'água eram muito expostos a ambientes secos, nada ideais para sua formação genética. Eles tiveram que aprender a viver nesses lugares quentes e sem água. A "sobrevivência do mais apto" não era lutar contra o ambiente, mas aprender a mudar de maneira a se proteger dele. Ao se adaptar a um problema, eles se protegeram de outras possíveis ameaças também.

O que isso tem a ver com resiliência e garra? Embora os anos de pesquisa de Angela Duckworth mergulhem muito mais fundo na relação entre as duas palavras, uma forma simplificada de definir a garra é como a capacidade de persistir ou continuar tentando não importa o que aconteça. O problema da garra é que, por mais forte que seja, mais cedo ou mais tarde você vai ceder. Já a resiliência tem a ver com *adaptabilidade*. No caso das sequoias, é aquela capacidade de balançar com o vento. Quando você consegue se adaptar e encontra um modo mais saudável e deliberado de lidar com o estresse da vida, a garra se torna mais vantajosa. Você pode dedicar o esforço, a paixão e a perseverança estrategicamente a algo que o ajudará a alcançar suas metas, sejam elas quais forem, sem perder a saúde mental no processo.

Vejamos a história de Marcus Smith, famoso jogador de futebol americano. Conheci Marcus por meio de meu trabalho como assessor de saúde mental da revista *Men's Health*, que me ofereceu a oportunidade de uma série de conversas com ele.[15] Marcus cresceu numa família de classe média em Columbus, na Geórgia, e começou a praticar esportes em tenra idade. Não surpreende que logo encontrasse o caminho do campo de futebol americano. Depois, não olhou mais para trás. "Desde os 5 anos, quis jogar na Liga Nacional", disse ele. "Era o que eu mais queria."

Embora muitos garotos sonhem em ser jogadores profissionais, Marcus não sabia se aquele caminho era viável, até que os técnicos universitários lhe disseram que ele tinha mesmo uma chance de se profissionalizar. Mais tarde, quando foi convocado pelos Philadelphia Eagles numa primeira rodada para a contratação, ficou empolgado, ainda mais porque era relativamente novo na posição defensiva de linebacker. Ele entrara na faculdade jogando no ataque como quarterback, mas depois os técnicos o passaram para a defesa.

"Fazia apenas dois anos que eu havia passado de uma posição que conhecia desde pequeno para a defesa. Eu queria ser grande, mas não sabia se conseguiria numa posição que, na época, era completamente nova para mim. Fiquei preocupado."

Marcus deveria estar se sentindo o máximo, mas passou por picos de depressão e ansiedade. Isso começou quando ele tinha apenas 8 anos e seus pais se divorciaram. No passado, o futebol americano era uma válvula de escape emocional, uma forma de extravasar parte dos sentimentos negativos. No entanto, com o tempo, ele aprendeu que, embora não houvesse problema em se soltar e dar tudo de si nas quatro linhas, "ser capaz de contar ao irmão no vestiário que você tem um problema" era algo muito diferente. "Em retrospecto, vejo que tive ansiedade e depressão durante muito tempo, até quando jogava no Philly. Mas deixei pra lá. Continuei jogando, na esperança de que a doença sumisse."

Infelizmente, com o aumento de seu sucesso, a ansiedade de Marcus também cresceu. Suas metas pessoais, assim como a expectativa de técnicos, empresários e fãs, cobravam um preço alto do corpo e da mente. Mas falar sobre sua luta, mesmo com a própria família, parecia quase impossível. Marcus não contava nem à esposa como se sentia, embora ele achasse que ela já devia saber o tempo todo. A ansiedade estava tão forte que ele acordava no meio da noite, suando e bufando, com ataques de pânico sufocantes enquanto dormia.

Por fora, Marcus Smith vivia um sonho. Mas sua carreira não evoluía do modo que havia imaginado. Ele tentou aceitar que a decepção fazia parte do jogo. Era o ponto de vista que tinham lhe ensinado desde os primeiros dias em campo: era preciso muita garra para ter sucesso no esporte e para aguentar tudo o que acontecesse no jogo. Ter garra significava dar um jeito de superar qualquer obstáculo no caminho. Era preciso continuar avançando, sem deixar que nada atrapalhasse. Era a garra que o tornaria forte, o faria progredir, lhe permitiria vencer. Os verdadeiros campeões criavam garra com sangue, suor e lágrimas. Ninguém falava de dificuldades emocionais. Eles davam um jeito de perseverar e conseguir. Marcus diz que foi por isso que ele guardou silêncio por tanto tempo sobre como se sentia. Temia que, se admitisse as próprias dificuldades, os outros o rotulassem de fraco. A garra se tornou uma presença opressora que só reforçava sua convicção de que não fazia sentido procurar ajuda.

Essa mesma garra, hoje ele percebe, quase o matou. "Eu não sabia o que estava acontecendo comigo", explicou ele. "Sentia que não havia espaço para falar. É um estigma na Liga Nacional", onde a maioria dos jogadores tem medo de se abrir sobre seus problemas pessoais. "Em geral, todos ficam calados sobre as dificuldades que enfrentam porque não querem que o técnico saiba... Ou correm o risco de os técnicos acharem que eles não têm a força mental necessária."[16]

Por isso Marcus ficou calado e tentou jogar toda a sua energia no futebol. Seu desempenho melhorou e, no fim do verão de 2018, ele assinou um contrato de um ano com o Seattle Seahawks, sob a tutela do famoso técnico Pete Carroll. Estava finalmente alcançando suas metas na carreira e acreditava estar em condições de mostrar seu verdadeiro valor em campo. Apesar dessa conquista, sua mente não estava em paz.

"Eu não tinha apetite e vivia quase sem comer nada", disse ele. "Eu me lembro de uma noite em que acordei o tempo todo. Eu só estava tentando aguentar. Minha esposa me perguntava se eu estava bem, mas eu mantinha tudo só na superfície. Naquela noite, não consegui dormir. Toda vez que me deitava de bruços, sentia que o peito afundava. Hoje sei que era ansiedade. Mas não queria me sentir mais assim."

Cedinho, na manhã seguinte, quando entrou no carro para ir ao centro de treinamento dos Seahawks, Marcus tomou uma decisão. A depressão falava com ele e lhe dizia que ele era incapaz – de ser um bom jogador, um bom marido e até um bom pai.

Ele sentia que não podia mais continuar e decidiu que estava na hora de dar fim à própria vida. Mesmo assim, suas ideias sobre garra o mantiveram calado. Ele não contou seu plano a ninguém. A alguns quilômetros do centro de treinamento, ele saiu da estrada. Havia um barranco num dos lados, e ele sabia que aquele era o lugar ideal. Marcus começou a levar o carro aos poucos na direção da encosta escorregadia à sua frente, com o plano de fazer o carro cair. Pouco antes de pisar no acelerador e levar o carro até o ponto sem retorno, ele foi interrompido por um telefonema. Era sua esposa.

Não havia nada de extraordinário na ligação. A mulher costumava ligar antes do treino para ver como ele estava. No entanto, naquele dia, Marcus tentou apressá-la para desligar. Ela sentiu que havia algo errado, mas ele ainda não estava preparado para contar como se sentia. Depois de desligar, Marcus tentou voltar ao plano. Nisso, o celular tocou de novo.

Dessa vez, era a sogra. Receber esses dois telefonemas consecutivos naquele momento fundamental ajudou a trazê-lo de volta à realidade. De repente, Marcus engatou a ré, inundado de emoção.

"Fiquei apavorado. Ela estava falando comigo, e fiquei muito assustado. Tive certeza de que precisava de ajuda, porque não acreditei que estive a ponto de fazer aquilo."

Depois de desligar, Marcus desmoronou no carro. Percebeu que se apoiar na garra, ainda que com toda a sua força, não estava ajudando a sua saúde mental. Para que melhorasse, ele teria que abrir mão de algo que, até então, fora uma parte inextricável de quem era. "Eu disse a mim mesmo: o futebol acabou para mim. Chega. Eu precisava de mudança."

Foi nesse momento que a vida de Marcus Smith de fato se transformou: quando a garra se tornou resiliência. Ele entendeu que, para ter contentamento e serenidade, precisaria tirar o foco do campo de futebol e se concentrar em sua saúde mental.

"Minha saúde mental era muito mais importante que um simples jogo. Eu precisava de ajuda. Quando passei a consultar um terapeuta, descobri de onde vinham todos os meus traumas, a minha ansiedade, tudo o que eu estava enfrentando."

Marcus só encontrou um modo de ser mais resiliente quando deu a si mesmo tempo e espaço para se curar – para cuidar de si e aprender as habilidades necessárias para se adaptar melhor aos fatores estressantes de sua vida.

Com frequência, as palavras garra e resiliência são usadas de forma intercambiável. Em certos aspectos, faz sentido. As duas podem nos levar a um destino parecido: o sucesso. As conquistas pessoais e profissionais exigem determinação e perseverança. A vida pode ser desafiadora, dentro e fora do campo, e quem desistir sempre que a situação ficar desconfortável não irá muito longe na vida. Não é nenhuma surpresa que todos os homens na oficina de yoga não parassem de definir resiliência como garra.

Mas, embora seja uma habilidade valiosa, a garra não substitui a resiliência. Ninguém deveria abrir caminho na vida à força, jogando-se várias e várias vezes contra obstáculos insuperáveis, prejudicando o próprio corpo e a própria mente no processo. Em vez disso, é possível ter mais sucesso adotando habilidades que nos permitam nos adaptarmos aos empecilhos da vida.

Com o passar dos anos, ouvi muitas histórias como a de Marcus Smith. Não, elas nem sempre envolviam uma carreira no futebol americano. Mas muitos pacientes me relatavam acreditar que a garra era a única maneira de avançar. Ainda assim, como Marcus, eles acabaram percebendo com o tempo que não há estratégia na garra. Ela só lhe diz que continue tentando mais e mais. Não lhe diz para tentar de outra maneira – ou, talvez, que determinadas batalhas não valem o tempo nem o esforço. Ela vai lhe dizer que continue forçando a barra até você não aguentar mais. É por isso que a garra só nos leva até certo ponto. Se essa for a única ferramenta em seu kit de saúde mental, você só vai trazer mais estresse e tempestades para a sua vida – e assegurar que a garra seja a porta de entrada para a depressão e a ansiedade.

Marcus Smith percebeu que se afastar do futebol naquele momento era necessário para redefinir o que significava ser resiliente. Não dava mais certo tentar ficar calado e continuar seguindo em frente. Hoje, ele consegue proteger sua paz e seu propósito lidando com seus sentimentos ativa e estrategicamente. Essa estratégia permite que a pessoa se adapte melhor ao que a vida lhe traz e prospere apesar das dificuldades. Essa é a verdadeira resiliência.

A conexão entre resiliência e autocuidado

Pode levar algum tempo, mas a resiliência é uma habilidade que pode ser aprendida e qualquer um pode dominá-la. Apesar do que se pensa, muitos pacientes meus que antes sofreram de doença mental são os que têm melhor desempenho em épocas de perda e incerteza. Quando pergunto por quê, a resposta é quase sempre a mesma.

"Já passei por isso", é o que costumam me dizer. "Aprendi o que é preciso para continuar."

Forjar resiliência tem tudo a ver com isso. Tudo começa no autocuidado – em oferecer a nós mesmos as ferramentas que podem nos ajudar a ter mais autoconsciência e nos adaptar diante dos desafios.

A depressão me ensinou a reconhecer as mudanças sutis que indicam que preciso prestar mais atenção na minha saúde mental. Hoje, quando passo muito tempo sozinho e começo a evitar meus amigos ou me sinto esgotado, percebo que esses podem ser os primeiros sinais de um episódio depressivo, antes mesmo que eu me sinta deprimido. Nessa hora já sei que devo entrar em contato com alguém em quem confie, sair, fazer uma pausa no trabalho, mexer o corpo ou encontrar outras maneiras de criar equilíbrio na vida; preciso me ligar ao autocuidado. Com o tempo, aprendi a me adaptar e a enfrentar meus problemas de um jeito mais saudável. No entanto, essa é uma lição que ainda estou aprendendo, pouco a pouco a cada dia.

Lembre-se de que cultivar o autocuidado significa encontrar maneiras saudáveis e *adaptativas* de recarregar a mente e o corpo para enfrentar os desafios da vida. Observe a ênfase em "adaptativas". Você, como Marcus Smith e inúmeros outros, pode forjar sua resiliência com as mesmas habilidades que o autocuidado ensina a cada um de nós. Quando se sente mais renovado depois de aplicar técnicas de atenção plena, ter uma boa noite de sono, fazer orações e movimentos ou lançar mão de alguma outra prática de autocuidado, você ajuda a proteger as reservas do corpo e da mente para que, como a sequoia, eles consigam balançar com o vento – ou encontrar alguma outra maneira de controlar o estresse.

Em poucas palavras, o autocuidado é como inspirar fundo antes de se sentar para fazer uma prova difícil, enfrentar rostos desconhecidos na entrevista de emprego ou ter uma conversa dura com o marido, a esposa ou os filhos. Ajuda a reduzir o estresse, a saber quando é preciso pedir ajuda, a aprender com as dificuldades da vida. É praticar formas saudáveis e sustentáveis de controlar nossa vida complexa e em constante mudança.

Formas ativas de enfrentamento

Eu me lembro de trabalhar com Amanda, uma paciente infelicíssima com o emprego. Desde a primeira sessão, ela entendeu que essa era a raiz da depressão que estava vivendo. "É o trabalho", disse. "Mas não sei o que pode acontecer se eu sair."

Amanda passava as horas de folga vegetando no sofá e assistindo à televisão, tentando ao máximo se perder nas histórias que passavam para não ter que pensar na inevitável volta ao escritório. Evitava os amigos e familiares. Nos dias em que trabalhava, ia até a empresa com uma sensação crescente de pavor.

Apesar de ter boa formação e poder encontrar outro emprego com facilidade, Amanda estava mais concentrada nos sintomas da depressão – falta de motivação, insônia, pensamentos negativos – do que em atacar sua fonte. Ela achava que, se continuasse tentando, daria um jeito de recuperar a alegria e a animação.

Depois de meses trabalhando para melhorar seu estado de saúde mental, ela começou a se sentir melhor. Mas, na verdade, nada havia mudado. Ainda odiava o emprego e passava a maior parte do tempo livre fantasiando achar alguma saída. Suas emoções não estavam mais em queda livre, mas ela ainda não era feliz. Amanda só encontrou alívio verdadeiro quando começou a ativamente marcar entrevistas para buscar um novo emprego. Em vez de se lançar contra o mesmo obstáculo e esperar que ele se mexesse, ela se adaptou e mudou de rumo, em direção a uma vida com mais contentamento.

É o que chamamos de forma ativa de enfrentamento; uma parte fundamental da resiliência. Não significa que você vá pular do barco quando a situação piorar. Não tem nada a ver com evitar e fugir do problema, e, como aprendemos com a história de Marcus Smith, tampouco se trata de forçar a barra aconteça o que acontecer. Em vez disso, adotar uma forma ativa de enfrentamento é ter planejamento e intencionalidade na maneira de enfrentar os desafios. Essa habilidade lhe permite aceitar as provas e dificuldades da vida, inclusive as mais estressantes emocionalmente, e se dar permissão de desenvolver uma estratégia para superá-las. Ela nos incentiva a pedir ajuda quando necessário. A forma ativa de enfrentamento faz você aprender com os erros e dificuldades e aplicar essas lições a situações novas.

Se eu voltasse àquele estúdio de yoga com meus amigos Alec e Chris, acho que teria muito mais a dizer sobre o poder da resiliência. Poderia falar sobre minha certeza de que não se trata só de garra ou força. É uma habilidade que todos podemos aprender, uma mentalidade que podemos criar quando respeitamos quem somos e do que precisamos para proteger nossa saúde e nosso bem-estar.

Forjar resiliência é uma jornada para a vida inteira. Exige tempo e dedicação. Mas é uma jornada que você pode começar hoje – com algumas respirações profundas, usando sua sequência preferida de yoga, uma longa conversa com um amigo ou uma amiga de confiança ou alguma outra prática de autocuidado que o ajude a recarregar, reiniciar e se renovar.

Um dos maiores benefícios do autocuidado é que as mesmas medidas que nos trazem mais paz podem nos ajudar a nutrir nossa saúde mental a longo prazo. Não importa a sua estrutura genética; está em suas mãos mudar seu ambiente e encontrar maneiras sustentáveis de enfrentar e controlar os estresses com que nos deparamos todo santo dia. As práticas que você construir hoje o ajudarão a se adaptar melhor no futuro. Não se trata de resistir aos impactos do estresse. Ninguém consegue vencer essa batalha. Trata-se de se proteger – proteger a mente, o corpo e o espírito – quando a vida desafiar você, como acontece com muita frequência. Quando muda o foco para a adaptação em vez da vitória, como o tardígrado, você aprende mais habilidades vitais que podem mantê-lo vivendo com propósito, equilíbrio, contentamento e esperança.

CAPÍTULO 5

DESISTINDO DA MORTE

Todo dia é um bom dia para estar vivo, quer
o sol brilhe, quer não.

– MARTY ROBBINS

Quando embarcou no ônibus que o levaria à ponte Golden Gate, Kevin Hines, apesar de ter 19 anos, já decidira que estava na hora de partir. Mais cedo, depois de revisar sua carta de despedida, ele dissera ao pai que o amava, aparentemente pela última vez. Enquanto o ônibus manobrava pelo tráfego lento da Bay Area, Kevin começou a pensar melhor sobre seu destino.
"Foi o dia mais angustiante da minha vida. Eu me sentia completamente imprestável", contou. "Fiquei sentado no ônibus, no meio do banco de trás, chorando feito um bebê. E, enquanto íamos em direção à ponte, percebi. Na verdade, eu não queria morrer. O que esperava era que uma única pessoa, qualquer uma, me olhasse e dissesse: 'Ei, garoto, você está bem? Precisa de ajuda?' Eu precisava disso, porque não conseguia encontrar um jeito de contar a alguém que estava passando por tantos problemas."[1]
Em vez disso, outro passageiro olhou Kevin chorando e cutucou a pessoa a seu lado. "O que há de errado com aquele sujeito?", disse com desdém.[2] Kevin se sentiu pior ainda.
Quando o ônibus chegou ao ponto da Golden Gate, Kevin parou à porta antes de descer, se perguntando se o motorista perceberia

sua angústia. Mas o motorista só o apressou e fechou a porta bruscamente. Kevin então andou na ponte por uns 40 minutos, quando uma mulher finalmente o notou e se virou para ele – mas só queria lhe pedir que tirasse uma foto dela. "É isso", pensou Kevin. "Ninguém se importa."[3] A enormidade desse sentimento desfez toda a sua hesitação sobre dar fim à própria vida. Assim, ele foi até o meio da ponte e fitou por cima do parapeito de 1,20 metro de altura a água azul e densa lá embaixo. Depois de alguns minutos fazendo as pazes com a decisão, ele recuou na direção do trânsito, correu à frente o mais rápido que pôde e se jogou sobre a borda.

Caiu 67 metros, a 90 km/h. Em quatro segundos, bateu na água, estilhaçando as vértebras inferiores com o impacto. Desde que a ponte Golden Gate foi inaugurada em 1937, mais de 1.500 pessoas pularam dela.[4] Menos de 35 sobreviveram.[5] Kevin é uma delas.

Não importa por quanto tempo alguém pense em suicídio; tudo se resume a uma decisão de momento. Viver ou morrer. Das poucas pessoas que sobreviveram à tentativa de suicídio na Golden Gate, muitas disseram ter se arrependido da decisão ainda no ar.[6] Isso não significa que, caso sobrevivessem, todos os seus problemas sumiriam instantaneamente. Kevin tinha um longo caminho de recuperação à sua espera. O diagnóstico de transtorno bipolar significava que ele continuaria a ter problemas constantes com a saúde mental nas duas décadas seguintes, inclusive com nove internações psiquiátricas. No entanto, como os poucos outros que *sobreviveram*, Kevin disse: "Assim que me joguei do parapeito, me arrependi. Enquanto caía, pensava: 'O que foi que fiz? Meu Deus, por favor, me salve.' Pensei que eu tinha que morrer, mas estava equivocado. E, enquanto lutava na água, antes de a Guarda Costeira me resgatar, temi que ninguém jamais soubesse que eu não queria morrer. Ninguém jamais saberia que me arrependi do que fiz."[7]

Kevin Hines não é o único com esse tipo de sentimento. A imensa maioria das pessoas com quem falei que tentaram se suicidar também contou do remorso que sentiu depois do fracasso na tentativa. Nove entre dez pessoas que tentam se matar e sobrevivem *não morrerão por suicídio mais tarde*.[8] Isso é importante, porque nos mostra que o suicídio é uma solução irreversível para um problema temporário. A maioria encontra um modo de escapar dos pensamentos suicidas e acaba seguindo em frente com a vida.

Quando conversei com Kevin Hines sobre aquele dia, vinte anos depois da tentativa, ele admitiu que o suicídio ainda lhe passava pela cabeça ocasionalmente. Mas, dito isso, nunca mais tentou tirar a própria vida. Ele acredita que não cruzou aquela linha outra vez por causa de uma mudança profunda de perspectiva: ele passou o foco para a gratidão, até em momentos de sofrimento, e nunca mais se furtou a pedir ajuda. Kevin escreve com franqueza sobre sua experiência no livro *Cracked, Not Broken: Surviving and Thriving After a Suicide Attempt* (Rachado, não quebrado: Sobrevivendo e prosperando depois de uma tentativa de suicídio). Hoje, ele conta sua história em palestras pelo mundo inteiro, na esperança de convencer mais pessoas a compartilhar sua dor quando estiverem pensando em dar fim à própria vida. Sua intenção é inspirar os outros a pedirem a ajuda necessária para conseguirem melhorar seu estado de espírito. Kevin logo diz que o suicídio não é o remédio que ele pensou que fosse.

"Em algum momento, todos vamos morrer", explica ele. "Mas é importante dar tempo a si mesmo e trabalhar com afinco para a situação mudar. Só porque hoje você está num mundo de dor, isso não significa que não terá um lindo amanhã. Acontece que é preciso estar aqui para chegar lá."

Se estiver no fim da linha e sentir vontade de desistir de alguma coisa, em vez de desistir de viver, desista de morrer. O autocuidado é um processo de cura baseado em evidências, mas você precisa estar aqui, vivo, para ver como funciona. Como os pensamentos suicidas podem rapidamente se tornar envolventes, será quase impossível abrir espaço para todas as coisas que *pode* fazer para ter mais resiliência e melhorar seu estado de saúde mental se você não rejeitar essa opção de uma vez por todas. Desistir da morte ajuda a abrir espaço suficiente para encontrar as ferramentas certas que lhe darão apoio rumo à construção de uma vida cheia de propósito, equilíbrio, contentamento e esperança.

Uma história dentro dos números

De acordo com a Organização Mundial da Saúde, estamos vivendo uma pandemia de suicídio. Nos últimos anos, essa se tornou uma verdadeira questão de saúde pública, com quase 800 mil suicídios por ano – o que equivale a um a cada 40 segundos.[9] Em 2019, os Centros de Prevenção e Controle de Doenças dos Estados Unidos listaram a autoagressão intencional como uma das dez principais causas de morte no país.[10] Embora o suicídio chegue às manchetes quando uma celebridade morre dessa forma, não costumamos pensar no fato de que, em média, há 130 suicídios por dia só nos Estados Unidos.[11] Cada uma dessas pessoas é filho, pai, mãe, cônjuge, amigo ou vizinho de alguém – e uma pessoa que tem seu valor, não importam as circunstâncias.

Essa estatística é alarmante, mas falar de suicídio nem sempre precisa ser deprimente, apesar do que indicam os números. Acontece que o suicídio é totalmente passível de prevenção, e o autocuidado pode ter um papel significativo nisso. Meu trabalho permitiu que muita gente se abrisse comigo sobre seus pensamentos suicidas, e posso lhe dizer com toda a certeza que, só porque você pensa em suicídio, isso não quer dizer que esse seja um desfecho inevitável. Na maior parte das vezes, admitir que tem pensamentos suicidas e se abrir a respeito deles com alguém em quem você confie é uma oportunidade para começar a entender esses pensamentos, descobrir por que os tem e, em seguida, desenvolver um bom plano de ação para superá-los.

Entendo que ninguém queira falar sobre esse assunto, porque a conversa pode ser constrangedora ou deixar as pessoas pouco à vontade. Não é raro que amigos me mandem mensagens ou me falem de alguém que conhecem que acabou de se abrir com eles porque está pensando que não quer mais continuar vivendo. Em geral, recebo a história seguida de algum comentário dizendo algo como *não sei o que fazer*. Sem dúvida, o suicídio é um tema complicado, e as pessoas têm sentimentos muito fortes a esse respeito. O que todos nós podemos fazer é, pelo menos, escutar e dar o apoio que pudermos. Não é preciso ter medo dessa conversa, porque, em geral, quando alguém se abre com você sobre pensamentos indesejados, isso quer dizer que essa pessoa confia em você. Ela pode querer processar seus pensamentos a partir do seu apoio. Nunca é má ideia recomendar um profissional de saúde mental como eu, mas às vezes oferecer um ombro amigo em vez de descartar a conversa por completo faz muito efeito. Isso é algo que todos nós, que nos esforçamos para promover uma saúde mental mais forte, precisamos discutir com maior abertura.

Num dia e numa época em que homens e mulheres recebem mais medicamentos psiquiátricos e menos terapia da fala, é importante entender o que sabemos e o que não sabemos sobre o suicídio. Se conseguirmos identificar melhor os verdadeiros fatores de risco (e evitar as armadilhas inerentes aos antigos mitos ligados ao suicídio), estaremos em melhores condições de conter essa pandemia, dentro e fora do consultório do psiquiatra.

Quem corre risco?

Abra um livro básico de psiquiatria ou faça uma busca na internet e você encontrará os seguintes fatores de risco "típicos" de suicídio.

- Raça branca
- Sexo masculino
- Mais de 60 anos
- Solteiro (ou em conflito familiar)
- Diagnóstico de doença mental
- Uso de drogas ou álcool
- Histórico de tentativa de suicídio

Alguns desses fatores são facilmente modificáveis (como reduzir o uso de drogas ou álcool), outros não, como a idade. Como já mencionamos, a maioria das pessoas que tentaram cometer suicídio no passado não morrerá assim no futuro, mas uma tentativa anterior deixa a pessoa sob risco maior de uma tentativa futura, quando comparada a quem nunca tentou se matar.

Esse tipo de lista é enganosa, pois dá a impressão de que apenas pessoas que se encaixam nessas categorias vão tentar ou conseguir pôr fim à própria vida – e isso não é verdade. A lista exclui, notadamente, minorias raciais, jovens e mulheres, que também correm risco. Ninguém está totalmente imune ao suicídio. Assim, negar todos os sinais de depressão de uma jovem americana de origem asiática, casada e com filhos, que vai à igreja com o marido todos os domingos, seria um mau passo. Não é só nos velhos brancos com doença mental diagnosticada que precisamos prestar atenção. Pessoas de todas as idades, raças, gêneros e históricos têm o potencial de perder a vida dessa forma trágica.

Em última análise, é difícil saber quais pacientes que tentaram se matar tentarão mais uma vez.[12] Como psiquiatra, é comum eu examinar o histórico clínico do paciente e procurar padrões específicos de impulsividade ou autoagressão que me ajudem a determinar o risco daquela pessoa, mas ainda assim não posso ter certeza.

Nos suicídios consumados, observamos que os transtornos de uso de drogas sem tratamento (como o alcoolismo ou o abuso da cocaína) não ajudam a prevenir tentativas de suicídio. É tentador recorrer a drogas como álcool ou maconha quando nos sentimos mal ou deprimidos porque, por um momento, nos sentimos mais equilibrados; no entanto, o abuso pode tornar mais provável o comportamento de autoagressão que depois causa ainda mais arrependimento. Além disso, experiências negativas na infância, isolamento social, estresse no trabalho, violência sexual, falta de acesso à assistência médica e fácil acesso a armas de fogo ou medicamentos letais também criam um risco maior de tentativa de suicídio. Embora os fatores de risco do suicídio consumado sejam bem específicos, os mostrados aqui já formam um rol extenso demais. Trabalhei com muitos pacientes que se encaixam em um ou mais desses critérios. No entanto, ainda tenho esperança de que a maioria deles nunca tenha pensado em tirar a própria vida.

Essa é uma das razões pelas quais é tão difícil saber quais pacientes correm mais risco de se matar, sobretudo porque, com mais frequência do que eu gostaria de admitir, são justamente aqueles com quem você achava que não precisava se preocupar.

June, uma de minhas pacientes, garota prodígio das finanças, de 30 e poucos anos, sempre foi uma líder inovadora. Formou-se como primeira da turma numa prestigiada universidade americana e depois subiu pela carreira corporativa até o cargo de analista sênior de uma grande empresa em Austin. Sentia uma pressão enorme da família para se destacar e muitas vezes achava que ficava à sombra do irmão mais velho, cirurgião ortopédico bem-sucedido. Ela estava tão voltada para a carreira que até namorar tinha se tornado secundário, e as amizades também eram poucas e distantes. Mas, quando discutíamos suas preocupações com o emprego e a vida pessoal, June era sempre amistosa, vibrante e engraçada; parecia rir o tempo todo.

June também era uma sonhadora. Ela reconhecia que talvez não conseguisse conciliar muito bem a vida e o trabalho, mas apenas porque estava trabalhando para obter algo maior para si mesma. "Sabe, quero me aposentar com 40 e poucos anos", disse ela certa vez. "Aí, sim, poderei fazer algo de que gosto."

June é uma das últimas pacientes que eu esperaria que tentasse se matar. Certo fim de semana, porém, recebi um recado de sua mãe me avisando que June havia sido internada depois de tentar acabar com a própria vida tomando uma dose excessiva de remédios. Ainda bem que sobrevivera. Enquanto escutava a voz trêmula da mãe na secretária eletrônica, pensei sobre a última consulta com June, menos de duas semanas antes. Na ocasião, parecia calma, contente e em paz. Não consegui entender como aquilo havia acontecido e fiquei aliviado ao saber que ela não se machucara. Mas não consegui deixar de pensar: *O que deixei de ver?* Pensei muitas vezes naquela situação, nos sinais de alerta que poderiam estar escondidos sob a superfície enquanto conversávamos. Anos depois, ainda recordo o incidente.

Psiquiatras, epidemiologistas e outros especialistas em saúde pública tentaram encontrar um modo de prever o risco de suicídio. Mas há fatores complexos demais em jogo. Não há fórmula, fluxo de diagnóstico ou lista de verificação para esclarecer de forma confiável quais pacientes têm mais probabilidade de tentar se matar.

Não que não tenhamos tentado encontrar algum tipo de ferramenta de previsão. Os profissionais de saúde mental estão constantemente à procura de algo assim, e há seminários sobre prevenção de suicídio em quase todas as conferências a que vou. O National Institute of Mental Health (NIMH), instituto nacional americano de saúde mental, investe milhões de dólares em diversos estudos para nos ajudar a entender melhor a doença mental, inclusive maneiras de prevenir o suicídio.[13] Alguns anos atrás, um grupo até tentou usar algoritmos de aprendizado de máquina para identificar com mais eficiência pacientes de risco.

Em 2018, pesquisadores do Kaiser Permanente Washington Health Research Institute projetaram um modelo computacional exclusivo para ajudá-los a determinar quais pacientes têm mais probabilidade de tentar se matar. Embora tivessem algum sucesso com o sistema, ele só poderia prever tentativas ou morte por suicídio em 85% dos casos.[14]

Até uma ferramenta de inteligência artificial capaz de examinar vários anos da ficha clínica do paciente para calcular o risco de suicídio tem seus limites. É claro que ter esse tipo de cálculo permite que o médico saiba que determinados pacientes talvez precisem de tratamento ou contato. No entanto, mesmo com o auxílio inteligente do computador, cerca de 15% das pessoas que o sistema considerava de baixo risco tentaram o suicídio ou se mataram.

Como entender os pensamentos suicidas

Apesar da dificuldade de identificar as pessoas com risco mais alto de suicídio, isso faz parte de meu trabalho como psiquiatra. É por isso que, em toda consulta, faço aos pacientes perguntas acerca do tema, como: *Você tem pensado em se ferir ou sente vontade de morrer?*

Em geral, a resposta é não, mas, de vez em quando, a conversa toma um rumo inesperado e sou surpreendido. Fui pego de surpresa quando um antigo paciente, que chamarei de Tom, admitiu com relutância: "Para ser totalmente sincero, tenho. Há anos, de vez em quando penso que não quero mais estar aqui."

Ele nunca havia mencionado isso. Quando lhe perguntei por quê, ele respondeu: "Ora, eu nunca me mataria. São apenas pensamentos, eu não faria nada desse tipo... Qual o problema?"

A ideação suicida, definida como pensar ou planejar se suicidar, é um termo cheio de significados que pode ser interpretado de várias maneiras. Embora pensar em suicídio sempre seja um problema e nunca "normal", não é tão raro assim as pessoas, em certo momento, especularem sobre o que aconteceria se tomassem essa decisão. Há diversos tipos de ideação suicida, diferentes maneiras de caracterizar os pensamentos sobre o suicídio. Há, por exemplo, os pensamentos suicidas passivos, como "o mundo seria um lugar melhor sem mim" ou "seria melhor eu morrer". Era esse tipo de pensamento que Tom às vezes tinha.

Há também os pensamentos com formulação mais explícita, que os profissionais de saúde mental chamam de ideação suicida ativa, em que o indivíduo pondera maneiras específicas de se ferir e pode até bolar um plano. Em situações como essa, o tempo é essencial: uma pequena intervenção, como assegurar que um amigo ou familiar esteja por perto para dar apoio, ou, em casos mais graves, uma internação de alguns dias no hospital podem ter grande efeito. Em última análise, tais medidas podem salvar uma vida.

Uma pessoa pode ter medo de falar sobre pensamentos suicidas, sobretudo com um psiquiatra ou outro profissional de saúde mental, por uma variedade de razões. É claro que há um certo grau de vergonha envolvido, porque ninguém quer que sua sanidade mental seja questionada. Há também uma percepção de fraqueza; a ideia é que pessoas fortes ou "em boas condições mentais" estão imunes a pensamentos suicidas e podem afastá-los com facilidade caso ocorram. Nenhuma dessas percepções é verdadeira. Quanto mais falamos sobre suicídio e entendemos suas causas, mais equipados ficamos para preveni-lo.

Para responder à pergunta de Tom, o problema é que o suicídio sempre pode ser prevenido e, em geral, pensar nele é a maneira que a mente encontra para nos comunicar que está sobrecarregada. Ele notou que sua mente se voltava para o suicídio quando ele estava com excesso de trabalho e não se sentia reconhecido. Tom pensava nessa ideia tarde da noite, quando toda a família estava dormindo, ou quando ficava sozinho e especulava se sentiriam falta dele. Mas é justo nesses momentos que podemos aprender a desistir da morte, tirando-a da nossa lista de opções; depois, vem o longo caminho para escutar e entender como os pensamentos sobre suicídio na verdade podem até nos ajudar a usar o autocuidado para melhorar nossa saúde mental.

No caso de Tom, nosso trabalho conjunto o ajudou a entender que, quando os pensamentos suicidas passivos começavam a surgir em sua mente, ele deveria ficar mais e não menos tempo com a família. Aprendeu também que estabelecer limites e desligar o computador do trabalho às 18 horas lhe permitia se concentrar mais nas coisas que sabia que lhe faziam bem, mas que ele não priorizava, como dar passeios ao ar livre ou preparar o jantar com a família. A primeira conversa foi a mais difícil para ele, mas enfim Tom aprendeu que se abrir comigo sobre seus pensamentos suicidas era um bom ponto de partida para melhorar sua saúde mental. Embora não fosse uma transformação da noite para o dia, os pensamentos suicidas de Tom logo se tornaram coisa do passado.

Pensar em suicídio nunca é normal, mas também não é algo raro. Essa é outra razão para eu defender a mudança de foco da doença para o bem-estar e a saúde mental. Quando normalizamos os cuidados com a saúde mental, podemos abrir mão de mitos comuns e concepções equivocadas sobre o suicídio. Podemos incentivar as pessoas que têm pensamentos suicidas a falar ou pedir apoio, em vez de nos basear em palpites ou modelos computadorizados para encontrar agulhas no palheiro. E podemos lembrar às pessoas, como faz Kevin Hines quando fala em público, que a situação *pode* e muito provavelmente *vai* melhorar com o tempo. É possível colocar as pessoas na direção da esperança.

Às vezes, termino a sessão dizendo ao paciente: "Acredito de verdade que você vai melhorar." Acreditava no caso de Tom. Não faço isso por ser excessivamente otimista, mas para ajudar a dar um rumo ao nosso trabalho, para enfatizar a importância de desistir dos padrões de pensamento destrutivos como os pensamentos suicidas, que podem atrapalhar a saúde e a cura. Faço para lembrar aos pacientes que, enquanto viverem com esperança, o suicídio não tem a mínima chance de se concretizar.

Conversas difíceis

Quando tiramos o foco da doença mental e o passamos à saúde, podemos abrir espaço para escutar e apoiar as pessoas que têm pensamentos suicidas. Embora não seja fácil, a conversa é importante. Muita gente tem medo de dar voz aos pensamentos de automutilação. Para começo de conversa, há o estigma a se levar em conta, e muitos temem receber o rótulo de "loucos" ou que ninguém leve seus sentimentos a sério. No entanto, o problema de ficar calado é que isso pode fazer com que pensamentos desse tipo se proliferem – e, com o tempo, é isso que os torna tão perigosos. Quando consegue se abrir, você aprende a entendê-los. Esse é o primeiro passo para encontrar um modo de superá-los.

Kevin Hines, por exemplo, ainda enfrenta pensamentos suicidas às vezes. Ele concorda que é essencial revelá-los para que percam a força.

"Nossos pensamentos não têm que se transformar em ações", explicou. "Imagine: se todos se tornassem ações, quanta gente estaria na cadeia por discussões no trânsito? Precisamos reconhecer que nossos pensamentos não definem o que fazemos."

É claro que nem todas as conversas sobre suicídio acontecerão no consultório do psiquiatra. Talvez você nunca tenha consultado um profissional de saúde mental nem pretenda. Pode ser que você já tenha ouvido um amigo ou um ente querido expressar algum tipo de pensamento suicida. Isso suscita uma pergunta importantíssima: *como lidar com a situação?*

Para quem tem pensamentos suicidas, pode ser bastante difícil conversar a respeito. Kevin Hines contou que, embora esperasse que uma única pessoa tentasse ajudá-lo, tinha dificuldade de expressar como se sentia. Não encontrava palavras para descrever sua dor. Mas até as pessoas que falam sobre seus sentimentos suicidas podem descobrir que nem todo mundo os leva a sério. Um mito comum é que as pessoas que falam sobre suicídio não pretendem de fato levar essa ideia adiante, que só fazem isso para chamar a atenção. Acho que é fundamental mudar esse ponto de vista. Na verdade, falar sobre suicídio é um pedido de socorro.

Em alguns casos, se um amigo ou familiar lhe confessa que está pensando em suicídio, você pode ficar desconfortável – e não saber lidar com isso. Talvez sinta que não tem conhecimento ou experiência suficientes para segurar essa barra. Talvez você mude de assunto só por medo de dizer ou fazer a coisa errada.

Por isso, se alguém lhe confiar que está pensando em suicídio, não entre em pânico. Tente escutar o que a pessoa tem a dizer – e depois a direcione para alguém que de fato possa ajudar. Incentive-a a entrar em contato com seu clínico geral, marcar hora com um profissional de saúde mental ou, no Brasil, ligar para o Centro de Valorização da Vida, o CVV, que atende 24 horas pelo número 188. Seja humano, demonstre empatia e escute da melhor maneira possível.

Quando se sentem desesperançadas e se abrem sobre ideias suicidas com alguém em quem confiam, as pessoas podem aprender a controlar esses impulsos com o poder do autocuidado. É um processo que permite sair da situação ainda mais fortes do que antes.

Alimente o lobo certo

Há uma história tradicional dos nativos americanos sobre lobos. O avô diz ao neto que, dentro de cada pessoa, moram dois lobos.

Um é cheio de tristeza, remorso e mentiras. O outro incorpora a luz e a bondade, e traz amor, esperança e compaixão. Todos os dias, explica o avô, esses dois animais brigam, lutando em desespero para se sobrepor. Quando o neto pergunta qual lobo ganhará a luta, o avô responde: "O que você alimentar."

Quando escolhe não se abrir sobre pensamentos suicidas, é como se você alimentasse o lobo sombrio, porque, ao fingir que não existem e evitá-las por completo, essas ideias não serão superadas. É preciso admitir o que você está sentindo, por mais sombrio que seja, e depois falar sobre o que se passa em sua mente com alguém de confiança. Esse tipo de conversa é um modo de alimentar a luz, o amor, a esperança e a compaixão. Em última análise, tira o suicídio da lista de opções e, com isso, você não alimenta mais o lobo sombrio; você alimenta a vida. Na Parte II, apresento instruções de como utilizar o autocuidado e melhorar a saúde mental que também ajudam na hora de desenvolver estratégias específicas para lidar com a ideação suicida.

No yoga, há uma palavra em sânscrito bastante citada, *drishti*. Traduzida, significa "olhar concentrado". Alguns yogues dizem que é um ponto de vista – uma forma de sabedoria que vem quando deixamos para trás a agitação do mundo e nos concentramos no que realmente importa. Penso em *drishti* como gravidade, ou uma força de atração que pode nos dar a direção quando nos sentimos perdidos. É o que nos mantém presos ao chão. Todos têm um *drishti* diferente que pode "trazê-los de volta" ao momento presente e permitir que não alimentem o lobo sombrio. Isso pode se refletir no compromisso de ser um bom pai ou uma boa mãe, no pensamento sobre o papel de filho ou filha ou até em admitir que, enquanto viver, você tem um propósito, mesmo que não saiba qual é.

Meditar entoando mantras intencionais ou frases simples, como "tenho valor" ou "seja bondoso consigo mesmo como é com os outros", nos ajuda a estabelecer uma base.[15] Essas práticas, aliadas a exercícios respiratórios relaxantes, também nos ajudam a tirar o foco dos pensamentos negativos. Alguns estudos que examinaram o efeito da meditação com o auxílio de mantras sobre a saúde mental indicaram que sua prática regular leva a uma diminuição nos pensamentos e sentimentos negativos. Da mesma forma, o que você come, seu nível de atividade física e seu modo de respirar têm o poder de interromper ciclos de pensamentos negativos, inclusive os suicidas. Em última análise, reformular esses pensamentos promove mais bem-estar.

Inúmeras histórias sustentam a ideia de que é preciso reivindicar o sucesso para alcançá-lo. Isso não se aplica só ao enriquecimento ou à carreira corporativa. Funciona também no âmbito da saúde mental. Sua mente é uma ferramenta poderosa. Tome posse dela, treine-a, ame-a. Alimente o lobo bom abraçando a esperança, convidando o otimismo a entrar e constatando que os pensamentos negativos são temporários e passarão. Você pode desistir das ideias que não beneficiam sua saúde mental e se concentrar nos sentimentos, pensamentos e ações que lhe fazem bem.

Kevin Hines entende o valor do autocuidado em sua própria jornada. "Trabalho duro para manter o equilíbrio mental, emocional e físico, e meu regime de autocuidado me manteve vivo durante vinte anos", contou ele. "Muitos fatores estão envolvidos nisso, como desenvolver uma rede de apoio, praticar exercício físico, comer alimentos frescos em quase todas as refeições e estudar estratégias capazes de manter minha estabilidade ao lidar com os problemas. Faço exercícios respiratórios todos os dias. Tomo meus remédios e faço questão de dormir bem. Cada um desses aspectos do autocuidado é tão pertinente quanto os outros."

Não é preciso fazer o mesmo que Kevin para sustentar sua saúde mental, porque não há abordagem de autocuidado que sirva para todo mundo. No entanto, você *pode* banir a ideia de suicídio para abrir espaço para as técnicas que alimentam a luz, a esperança e a compaixão dentro de si.

Está na hora de abrir mão dos mitos e das concepções erradas que nos dizem que o suicídio é o desfecho natural da doença mental. Vamos tirar a morte da equação e trabalhar para ter uma vida repleta de propósito, equilíbrio, contentamento e esperança. Esse é o destino que todos buscamos. O suicídio é uma rota de saída, mas o que sugiro é encontrarmos rotas para atravessar os momentos de sofrimento. Se nos concentrarmos em chegar ao desfecho de viver com saúde mental, será muito mais provável que cheguemos lá.

Ganhando tempo com o autocuidado

Pensamentos suicidas costumam surgir em situações em que você sente que não há outra saída ou que está contra a parede, quando tudo que você tentou para se sentir melhor falhou. Nesses momentos, a estratégia mais inteligente é desacelerar e se dar algum tempo para explorar outras ações possíveis, em vez de tomar o único caminho que você não pode reverter. Ganhar tempo pode significar sair de casa, telefonar para um amigo ou simplesmente fazer planos para o dia de amanhã. Só a oportunidade de conversar com alguém sobre como está se sentindo já pode ajudá-lo a perceber que, até em seus momentos de desespero mais profundo, ainda há razões para viver.

Não estou sugerindo, de modo algum, que seja fácil desacelerar, principalmente em momentos críticos, quando você avalia as possibilidades da vida e da morte. Entendo que seja difícil. A ansiedade pode ter um poder insuportável sobre seu corpo e sua mente e fazer você sentir que não há escapatória. A psicose pode produzir vozes depreciativas que mentem e dizem que o suicídio é a melhor alternativa. A depressão pode nos levar a acreditar que não há esperança para continuar vivendo. Embora a doença mental possa nublar sua vontade de viver no momento, em geral a intensidade dos pensamentos suicidas costuma aumentar e diminuir em ondas.

É aí que o autocuidado se transforma em remédio com potencial de salvar vidas. O tempo para reconsiderar a decisão, examinar outras opções ou receber ajuda profissional – mesmo que sejam só alguns minutos, horas, dias ou semanas – pode ser a oportunidade necessária para deixar a intensidade do momento passar. Com muita frequência, é exatamente isso que acontece.

Na clínica, trabalhei com pacientes que lutaram anos, às vezes décadas, com a ideia do suicídio. Muitos deles, até mesmo os que têm as formas mais graves de doença mental e passaram anos consumidos pela ideia de que algum dia acabariam com a própria vida, conseguiram desistir da morte ganhando tempo. Quanto mais viviam, mais razões tinham para viver, embora não encontrassem contentamento na vida. O mais importante é que o tempo é a melhor oportunidade para conseguir tratamento e alcançar a cura.

Quando perguntaram a um grupo de sobreviventes da Golden Gate como se sentiam a respeito da construção de uma barreira antissuicídio na ponte, eles se mostraram a favor porque isso daria às pessoas mais tempo para pensar antes de tomar a decisão final.[16] Embora Kevin tenha passado pelo menos quarenta minutos andando pela ponte em seu estado de indecisão, será que ele ainda teria pulado se tivesse uma ou duas horas para pensar no que *realmente* estava prestes a fazer? Ninguém sabe ao certo. No entanto, o tempo *pode* ajudar algumas pessoas a mudar de ideia sobre decisões desse tipo. Com mais tempo naquele dia, algum homem ou alguma mulher poderia ter notado Kevin angustiado na ponte e lhe oferecido um ombro amigo, ou ele talvez mudasse de ideia por conta própria.

Se você estiver alimentando pensamentos suicidas, é provável que o autocuidado seja a última coisa passando pela sua cabeça, mas também pode ser o que lhe dará o tempo necessário para esperar essa onda passar. Ele pode alongar o pavio para que você não seja levado a agir com base em pensamentos autodestrutivos antes que seja tarde demais.

A centelha do suicídio pode até se apagar se você lhe der um pavio mais comprido. Uma das técnicas mais fáceis é fazer as respirações profundas de uma técnica conhecida como *grounding*. Diversos ritmos respiratórios produzem efeitos diferentes no corpo e na mente – falaremos sobre isso no próximo capítulo; no entanto, em momentos de crise, concentrar-se na respiração pode reconectar você com o corpo rapidamente e lhe trazer clareza de raciocínio.

Pode lhe dar também uma sensação de controle e estabilidade. Mesmo que não conheça os exercícios respiratórios específicos para acalmar o corpo e a mente, dedicar um tempo a parar o que estiver fazendo, contar as respirações e se manter no aqui e agora ajuda a ganhar um tempo adicional que pode salvar sua vida.

É seguro dizer que todos faríamos o possível para evitar que o suicídio acontecesse. Já explicamos que é bastante difícil para os psiquiatras e outros profissionais de saúde mental prever o suicídio ou compreender a profundidade e a complexidade da mente humana, portanto é ainda mais difícil quando não se têm anos de treinamento em saúde mental. Por isso é tão importante que, ao se encontrar numa situação em que esteja pensando em morrer, você diga o que está sentindo a alguém em quem confia. Se não encontrar ninguém disponível, converse com qualquer um que esteja por perto.

Embora pareça bom demais para ser verdade, sobretudo quando você se sente sem esperança, o simples ato de concentrar sua atenção no que poderia fazer se estivesse bem, seja encontrar um amigo, participar de uma atividade de que gosta ou ouvir uma banda nova, já ajuda a reduzir a probabilidade de uma tentativa de suicídio justamente porque isso lhe dá algo a esperar. Essa é uma das razões pelas quais se voltar para o futuro e fazer planos para amanhã, para a próxima semana ou o ano que vem pode manter você vivo, o suficiente para ver sua vida finalmente melhorar.

Estudos com ressonância magnética funcional mostraram que a expectativa de eventos positivos ativa regiões do cérebro como o córtex pré-frontal medial bilateral – a mesma área envolvida na sensação de bem-estar.[17] Isso significa que não apenas imaginar que sua vida vai melhorar mas de fato afirmar que as coisas *vão melhorar* e fazer planos para quando estiver se sentindo mais bem-disposto pode, sim, levar você a se sentir melhor. Se acha que não tem mais nada de bom a esperar, dê a si mesmo um motivo para ter esperança, mesmo que seja o dia em que encontrará paz e contentamento na vida.

Quando consegue incorporar mais práticas de autocuidado em sua rotina, você faz mais do que ganhar tempo em meio a uma situação nada favorável. Você se dedica de forma proativa a técnicas capazes de promover a saúde mental e o bem-estar geral e que praticamente lhe asseguram as melhores condições para desistir da morte. Esses atos lhe darão tempo, espaço e capacidade de retardar, e até prevenir completamente, os pensamentos suicidas no futuro.

PARTE II

OS CINCO PILARES DO AUTOCUIDADO

Agora que você está disposto a abrir mão dessas noções velhas e antiquadas sobre saúde mental e já colocou sob uma nova perspectiva as explicações fisiológicas de doença mental, pode entender por que é possível se envolver proativamente em diversas práticas para moldar, sustentar e proteger sua mente. Eu as chamo de cinco pilares do autocuidado para a saúde mental.

Talvez você saiba que algumas práticas religiosas, principalmente a fé islâmica, se baseiam em cinco pilares: fé, oração, caridade, jejum e peregrinação. Esses pilares oferecem aos fiéis uma base forte para suas crenças e valores. Servem também de mapa para que tenham uma vida boa. De certo modo, os cinco pilares do autocuidado não são muito diferentes.

Só que, em vez de apontar uma direção para que você possa aprofundar sua relação com um poder maior, esses pilares existem para ajudá-lo a construir uma base mais forte para a saúde mental. Os cinco pilares do autocuidado – respiração, sono, espiritualidade, alimentação e movimento – são essenciais para viver com propósito, equilíbrio, contentamento e esperança. Ao adotar práticas saudáveis em torno desses pilares, você está no caminho certo para melhorar sua saúde mental. Nas páginas a seguir, veremos por que esses pilares são tão importantes para uma vida melhor.

CAPÍTULO 6

LEVANDO A ATENÇÃO À RESPIRAÇÃO

Sua respiração é um remédio.
– MICHAEL STONE

Todos os dias, respiramos aproximadamente 20 mil vezes e, a menos que tenha alguma doença que dificulte a respiração, você talvez nunca preste atenção nela. Por isso, pode ser difícil acreditar que o simples ato de respirar algumas vezes é uma das estratégias de autocuidado mais poderosas para a sua saúde mental. Todos já passamos pela experiência de estarmos muito estressados com alguma coisa e aparecer um chato que olha pra gente e diz: "Relaxe, acalme-se, respire fundo algumas vezes e você vai se sentir bem." Se você for como eu, aposto que essa é a última coisa que você quer ouvir, não é mesmo? No entanto, tirando a intromissão, o conselho é realmente bom, porque, quando nos concentramos na respiração, ainda mais em momentos de sofrimento emocional, a mente e o corpo só têm a opção de reagir de forma positiva. A frequência cardíaca e a pressão arterial caem e o cérebro se inunda de neurotransmissores calmantes como o GABA (ácido gama-aminobutírico).

Você pode ir além de apenas "respirar fundo", adotando uma prática que leva a ideia da respiração como remédio a um novo patamar. Esse é um componente fundamental do yoga, por exemplo, que combina respiração e movimento – uma das muitas razões pelas quais sou tão apaixonado por essa prática milenar. Respiração e movimento são modalidades de autocuidado essenciais para a saúde mental.

Anos atrás, quando comecei a falar em público sobre os benefícios terapêuticos do yoga para promover a saúde mental, algumas pessoas automaticamente supuseram que eu era professor de yoga, e não psiquiatra. Um repórter chegou a vir à minha clínica para escrever uma reportagem sobre meu trabalho; ele ficou confuso e perguntou: "Aqui há espaço suficiente para aulas de yoga? Onde fica o estúdio?"

Não é preciso ser professor nem dominar a postura do cachorro olhando para baixo para aproveitar os benefícios dos exercícios respiratórios. Como aprendi desde cedo, é a respiração que permite o equilíbrio, a estabilidade e a flexibilidade, mesmo nas posturas mais difíceis, e você pode praticá-la sentado no escritório, vendo TV ou tomando banho – esses são ótimos lugares para começar. Meu consultório não tem estúdio de yoga e sou muito mais um praticante do que um professor, mas isso não me impede de ensinar os pacientes a respirar, no consultório mesmo. Quem sabe, como muitos pacientes meus, a certa altura você deseje combinar a respiração ao movimento. Talvez queira experimentar yoga, se ainda não experimentou, mas nada garante que você vá gostar.

Verdade seja dita, no começo eu também não era fã.

Quando estava no penúltimo ano do ensino médio, fui a um acampamento musical na Flórida. Passávamos os dias ensaiando para concertos, indo à praia e curtindo o tempo ao ar livre. A aula de yoga na nossa agenda parecia não fazer sentido. Certa tarde, fui levado a uma sala úmida, com mais trinta adolescentes insatisfeitos. O piso do espaço lotado estava coberto de tapetinhos. A instrutora, uma mulher de meia-idade vestida com roupas de ginástica e uma echarpe esvoaçante, era a caricatura viva da yogue maluquinha da década de 1970. Ela flutuava entre os tapetes como uma deusa saltitante, nos aconselhando a alongar, respirar e abrir a mente com uma voz cantante, acompanhada por uma trilha sonora instrumental cheia de sons de floresta e ondas do mar.

Sinceramente, foi um pouco demais e, depois de toda a atividade da semana, os mantras, combinados à penumbra da sala, me levaram a um sono bem-aventurado. Acho que não consegui fazer nem uma sequência completa. Só cochilei, às vezes despertando quando a instrutora tocava um sininho parecido com castanholas para enfatizar alguma das posturas. Quando a aula terminou, eu e muitos colegas saímos nos perguntando por que alguém se daria ao trabalho de fazer yoga quando podia simplesmente ir para casa tirar um cochilo. Para que aquilo servia?

Apesar de uma primeira experiência desinteressante, dei outra chance à prática e levei vários anos até realmente entender o que era. Foi numa época em que a vida parecia pesada; eu me sentia sobrecarregado com todas as mudanças pelas quais estava passando e bastante sozinho. Em retrospecto, eu tinha sintomas clássicos de depressão, mas na época não percebi. Simplesmente procurava alguma coisa, qualquer coisa, que fizesse com que eu me sentisse melhor.

Era uma noite chuvosa, no centro de Houston. A pequena sala de espera do estúdio estava cheia de cores vibrantes – tudo amarelo, fúcsia e tangerina por toda parte – que me lembravam mais uma boate do que um espaço de atenção plena. A energia também. Como era apenas minha terceira tentativa com o yoga, eu estava aberto a uma nova experiência. Enquanto esperávamos o início da aula, nos amontoamos na recepção. Alguns alunos saíram da sala, despedindo-se enquanto bebiam água e suco verde. Não era nada parecido com o que eu esperava.

Quando a professora nos chamou, a primeira coisa que notei era que a sala estava quentíssima e bastante úmida. A instrutora, uma mulher de aparência atlética com leggings e regata, estava em pé numa espécie de caixote na frente da sala. Enquanto a turma se instalava nos tapetinhos, ela ordenou: "Caso fiquem cansados durante a aula, não desistam. Deitem-se e concentrem-se na respiração."

Será um tipo de campo militar de luxo?, pensei.

Não sabia em que estava me metendo, mas logo veria que a professora não estava para brincadeira. Alguns novatos, antes mesmo da metade da aula, tentaram sair quando o calor e a exaustão começaram a ficar excessivos. Alguns conseguiram. Outros foram detidos pela professora. "Fiquem na aula, yogues! O desconforto é apenas temporário!" Se voltaram ao tapete por causa da motivação ou da vergonha, não sei dizer. Eu estava ocupado demais tentando acompanhar as posturas.

Enquanto eu movia o corpo de uma postura a outra, a temperatura altíssima não me deixava pensar em nada além da tarefa a cumprir, que era simplesmente aguentar a aula. Enquanto fluíamos, a professora instruía: "Respirem na postura, respirem na dor, e ela vai passar." Entre o calor e o desafio de contorcer o corpo naquelas posturas novas e difíceis, precisei mesmo prestar atenção no modo como respirava. Não havia como suportar aquilo sem continuar respirando profundamente – a não ser que eu quisesse desmaiar ou, como alguns novatos, jogar a toalha e correr para a porta.

Quem já teve que respirar fundo em dias quentes e úmidos de verão sabe que nem sempre é agradável. Parece que você está sugando gotas d'água diretamente para o pulmão. Agora imagine estar no meio de uma sala quente, pouco iluminada, cercado por vinte pessoas, todas tentando se destacar com posturas de equilíbrio que desafiavam a gravidade. O processo todo logo sobe à cabeça. Apesar de praticar basquete, ofeguei quase a aula inteira. Logo notei que minha respiração estava intrinsecamente ligada ao meu corpo, e o yoga tinha pouquíssimo a ver como a "boa forma física" que eu pensava ter. Quando a respiração não era profunda e regular, eu perdia o foco e o equilíbrio. Quando conseguia conectar as duas coisas, meus movimentos, por mais estranhos que fossem, pareciam muito mais naturais. "Respirem com o movimento!", gritava a professora. "Inspirem pelo nariz, expirem pelo nariz. Inspiração lenta e profunda, expiração audível e purificadora!"

A princípio, meu corpo se eriçou com as instruções. A experiência era esquisita demais, tentando retorcer meu corpo de um jeito estranho enquanto o suor formava uma poça ao meu redor. Mas, quando regulei a respiração e segui a orientação da professora – soltando até o estranho som *uhhhhh* com a expiração –, consegui acompanhar a aula e deixei que a respiração me conduzisse de modo a combinar com os movimentos, tudo com a batida de "Three Little Birds", de Bob Marley, tocando no alto-falante.

Naquela noite, quando saí do estúdio atordoado com o que acabara de acontecer, meu corpo doía, mas a mente estava incrivelmente clara. Eu me sentia melhor do que nunca. Essa sensação gostosa também durou. Horas depois, e até no dia seguinte, fiquei sentindo uma calma e uma tranquilidade profundas. Embora ainda estivesse confuso com o que o yoga era (ou não), depois de um punhado de experiências muito diferentes, fiquei curioso, com vontade de aprender mais. Não sei como nem por que aquela aula de yoga específica melhorou meu humor – se eram as afirmações objetivas ou o jorro de endorfinas ao mover meu corpo numa sala quente, suando muito. No entanto, era uma sensação diferente do que costumava ter com outros tipos de exercício. Talvez fossem as exigências incansáveis de "preste atenção na mente, preste atenção no corpo, preste atenção na respiração" que penetravam a névoa que me envolvia, mas, de certo modo, naquele dia entendi o recado. Nesse dia me tornei um yogue.

Da respiração ao movimento

Pergunte sobre yoga a dez pessoas e é provável que você receba dez respostas diferentes. É de esperar, porque há muitos tipos de aulas e práticas. Talvez você tenha um amigo apaixonado por Ashtanga Yoga, um tipo de prática concentrado em fluir de uma postura a outra. Um colega pode ser fã de Hot Yoga, que se concentra em aprofundar uma sequência de posturas numa sala a 40°C. Outros ainda encontram seu ritmo na prática de Kundalini, que inclui posturas, meditação e cânticos em pequenos grupos. Não esqueça o Yoga do Riso, o Yoga com Cabras e o Acroyoga. Sair da caixinha da prática tradicional talvez pareça um sacrilégio, mas o que me incentiva é o fato de existirem maneiras de modificar o yoga e se divertir um pouco. Um estudo da revista *Yoga Journal* e da Yoga Alliance mostrou que há uma tendência de crescimento na quantidade de pessoas que praticam yoga com regularidade.[1] Não importa quem você é nem as noções preconcebidas que tenha do yoga, deve haver algum tipo que combine com você. O yoga é mesmo para todos, não importam o gênero, a idade, a cor, o tamanho ou a forma física. Essa é outra razão para eu amá-lo tanto.

Apesar das variantes loucas que existem por aí, todas têm em comum o foco em unir a mente e o corpo por meio da respiração. Em sânscrito, a palavra yoga significa "união". Representa a união entre respiração e movimento. E, embora muitos associem as diversas práticas com posturas de cabeça para baixo que desafiam a gravidade ou alongamentos pós-maratona para ricaços em excelente forma, a ênfase deveria estar na respiração. É ela que pode oferecer os maiores benefícios à sua saúde mental.

Quando falo aos pacientes sobre o yoga, costumo ouvir duas respostas um tanto previsíveis. Primeiro, *gosto de praticar yoga*. Até pode ser pelo amor ao yoga que me procuraram. A segunda categoria de respostas é algo como *não sei muito a respeito* ou *já tentei e detesto*. Seja como for, quando alguém marca uma consulta comigo, já sabe que sou psiquiatra e yogue. Alguns querem saber mais sobre a abordagem mente-corpo e como ela pode mudar sua vida. Outros só esperam que eu lhes dê uma receita para que se sintam melhor sem ter que me ouvir falar sobre minha jornada na postura do corvo.

Seja como for, aprender a treinar a mente para combater depressão, ansiedade ou qualquer coisa que afete a sua saúde mental é como ir à academia para aumentar os músculos. É uma habilidade que precisa ser desenvolvida. Quando recomendo o yoga, em parte é porque os exercícios respiratórios envolvidos trazem grandes benefícios para a saúde mental, podem reduzir o estresse emocional, aumentar a liberação de neurotransmissores que melhoram o humor e, mais importante, *realmente* fazem com que você se sinta melhor. Descobri também que as lições aprendidas com a prática de yoga individualizada podem ser aproveitadas fora dos limites do tapetinho de yoga.

Introdução à atenção plena

A parte fácil é dizer a alguém que *relaxe, respire fundo* ou *se acalme*. É claro que, em geral, essas palavras tendem a garantir que a pessoa a quem se dirigem faça exatamente o contrário. Pense na última vez em que se sentiu assoberbado e alguém lhe disse: "Deixe isso pra lá. Acalme-se." Posso adivinhar que não deu muito certo.

Assumir o controle da respiração é um ótimo jeito de ajudar o corpo a relaxar. Dito isso, é importante entender que relaxar, por si só, não é tratamento para ansiedade, depressão ou estresse. O relaxamento é o que acontece com o corpo e a mente depois que tratamos efetivamente doenças como ansiedade, depressão e estresse, seja por meio de exercícios respiratórios, seja por outros meios.

A respiração é o remédio mais antigo do mundo. Está disponível o tempo todo e não custa um tostão. Além de precisarmos dela para sobrevivermos, ela tem um efeito calmante. Mas não se trata de apenas tentarmos respirar mais. Não é tão simples assim. As respirações profundas, por si sós, sem método nem consciência, não permitem colher todos os seus benefícios para a saúde mental. O que vale é a respiração com base na atenção plena, ou *mindfulness*.

Você já deve ter ouvido falar da atenção plena. Especialistas em bem-estar dão muito valor a manter-se atento, quer na prática de yoga, na meditação guiada ou num tranquilo passeio solitário pelo parque. Você também deve ter suas ideias sobre a atenção plena. Quando falei da importância do *mindfulness*, ouvi respostas como "Atenção plena não é um negócio para gente rica que não tem problemas *reais*?" ou "Acho que as pessoas que têm tempo para meditar já são menos estressadas". Cheguei a ouvir de um paciente: "Doutor, não vou ser o sujeito que só fala em Buda e sai cantando pela montanha."

É justo dizer que a atenção plena talvez não seja o que você imagina. Deixando de lado todos os estereótipos (e a badalação dos influenciadores), trata-se de consciência concentrada. Significa prestar atenção em si mesmo, inclusive no seu jeito de respirar, e prestar atenção no ambiente. Passamos boa parte da vida no piloto automático, deixando hábitos e reflexos nos guiarem, sem pensar muito no que estamos fazendo nem no porquê.

Pense na última refeição que fez. Você comeu porque estava com fome? Porque era meio-dia e é nessa hora que você costuma almoçar? Ou se sentou e realmente saboreou a refeição, apreciando cada garfada e a companhia das pessoas com quem estava almoçando? É este último exemplo que realmente define a atenção plena. O interessante é que, conforme o cérebro humano evoluiu, os comportamentos instintivos, como fazer uma refeição, evoluíram junto com os centros do humor do cérebro, como a amígdala e o córtex.[2] Em consequência, o ato de comer, que antes servia apenas para aquietar a fome e dar ao corpo os nutrientes necessários para a sobrevivência, passou a estar associado ao estado de espírito, aos sentimentos e às emoções.

Em poucas palavras, atenção plena significa estar de fato conectado com a vida. É prestar atenção nas suas ações e no ambiente. Exercícios respiratórios, yoga e meditação são considerados práticas baseadas na atenção plena porque, para colher seus benefícios, é preciso ter consciência da conexão mente-corpo ao realizá-las. É por isso que essas atividades podem ser diferentes de fazer musculação ou correr. Também por isso o yoga, especificamente, é mais que apenas um exercício – apesar do que pensei nas primeiras vezes que pratiquei. A verdade é que é possível fazer quase qualquer coisa com consciência atenta – inclusive corrida e musculação. Basta que a pessoa se concentre na respiração durante as repetições ou no ritmo dos pés tocando o solo durante a corrida. Quando pratica a atenção plena, você se concentra em estar consciente. Presta atenção no que está sentindo e vivenciando naquele momento, sem se prender a julgamentos desnecessários.

O yoga cultiva esse tipo de consciência. O foco na respiração, ao inspirar na postura do cachorro olhando para cima e expirar na do cachorro olhando para baixo, por exemplo, nos ajuda a estar mais presentes porque nos concentramos no modo como a respiração e o corpo trabalham juntos. Com o tempo, essas respirações fazem mais do que nos auxiliar na prática de yoga. Elas nos ajudam a interagir com o ambiente de forma mais intencional, com o mesmo tipo de consciência mente-corpo.

Nas ocasiões em que você se sentir ansioso, com as palmas das mãos úmidas, pensamentos disparados e o coração querendo pular do peito, preste atenção na respiração. Sinta o abdômen se expandir ao inspirar e o ar passando pelo fundo da garganta ao expirar. Imagine que, naquele momento, a respiração purifica a mente, livrando-a da tensão, da preocupação e do estresse. Preste atenção na maneira como o corpo relaxa e a frequência cardíaca se reduz. Talvez você note que, depois de alguns minutos, está se sentindo um pouquinho melhor. Esse é o poder da atenção consciente e da respiração.

Anatomia da respiração

Lembre-se de que, todos os dias, você respira 20 mil vezes sem nem pensar. Cada respiração tem a capacidade de trazer uma sensação de calma, foco, clareza e contentamento. Quando respiramos, nitrogênio, oxigênio, dióxido de carbono e uma pequena quantidade de hélio, neônio, argônio e hidrogênio entram no trato respiratório. O dióxido de carbono é filtrado pelo pulmão e expelido na expiração. Então o sangue rico em oxigênio passa por todo o corpo, levando nutrientes aos nossos órgãos vitais.

Para entender de que forma a respiração está ligada à saúde mental, é preciso entender seu papel no sistema nervoso autônomo (SNA), a parte do sistema nervoso que controla as ações involuntárias. O SNA regula funções corporais importantes, como a manutenção da temperatura interna do corpo, a pressão arterial e a frequência respiratória e cardíaca. Por isso você não precisa se "lembrar" de respirar, pois seu corpo faz isso por conta própria, mesmo quando você não lhe dá essa ordem. Em essência, o SNA mantém o corpo em bom funcionamento e assegura que essas atividades vitais aconteçam ainda que você se concentre em outras coisas. É importante notar que o SNA controla duas outras partes fundamentais do sistema nervoso: o sistema nervoso simpático, que ajuda a orientar nossa reação ao medo, à ansiedade e ao estresse emocional, e o parassimpático, que promove o descanso e o relaxamento.

É a respiração que alimenta o SNA. Pense: se alguém lhe pedisse para reduzir a frequência cardíaca, automaticamente você faria uma inspiração profunda. Poderia até fechar os olhos e se imaginar num lugar tranquilo para apressar o relaxamento. Esse é um ótimo exemplo de como a mente e o corpo estão ligados. Quando você desacelera a respiração, inspirando e expirando mais profundamente, a frequência cardíaca se reduz. Ela não tem alternativa. O corpo é construído de tal modo que a respiração dá as ordens ao SNA. Acelere-a: a frequência cardíaca aumenta e talvez você se veja hiperventilando, com a mente passando a um estado mais ansioso. Desacelere, e isso poderá levar o corpo a um estado mais relaxado, reduzindo as sensações do estresse.

Quando vamos um pouco mais fundo, vemos também que a respiração alimenta o sistema nervoso simpático e o parassimpático. Precisamos que esses dois sistemas trabalhem juntos para manter o equilíbrio físico e emocional essencial à nossa sobrevivência. Quando um deles não funciona corretamente, todo o nosso ser sai do prumo. Podemos ser dominados pelo estresse, deixando que as emoções tomem conta de nós, levando, em última análise, a problemas que afetam nosso bem-estar físico e mental. Ou podemos perder toda a motivação e todo o ímpeto de levar uma vida plena e com propósito.

Imagine que você vai acampar no parque Yellowstone com amigos. À noite, todos estão sentados junto à fogueira, apreciando o marshmallow assado e a boa conversa, quando veem um urso-pardo se aproximar. Você foi avisado do risco de encontrar ursos no parque, talvez até tenha visto o vídeo do centro de visitantes que mostra um desses animais arrancando sem esforço a porta de um carro para pegar um isopor cheio de hambúrgueres. Qualquer um vai sentir medo nesse momento. Sua respiração vai se acelerar e ficar cada vez mais superficial enquanto você pensa no que fazer. O sistema nervoso simpático vai entrar em ação:

acelerando a frequência cardíaca e elevando a pressão arterial. As pupilas vão se dilatar para expandir seu campo de visão. O sangue correrá para o cérebro e para os músculos dos braços e das pernas. Afinal de contas, para lidar com um urso faminto, você precisa pensar depressa e se mover depressa. Basicamente, diante dessa ameaça a você e às pessoas de que gosta, seu corpo é impelido a um estado de consciência elevada para se preparar para lutar ou fugir – e, com isso, aumentar sua chance de sobrevivência.

Talvez você já tenha ouvido falar que um pouco de estresse ou ansiedade é bom. Quem diz isso fala exatamente desse tipo de situação. Você precisa de pelo menos um pouco de estresse para se motivar e agir – e para determinar se é melhor lutar com o urso ou procurar um lugar seguro. Esse nível mais baixo de estresse e ansiedade ajuda a promover a sobrevivência e, dependendo da situação, a prosperar diante de diversos tipos de adversidade.

A ideia de que, em alguns casos, o estresse é uma vantagem fica mais clara quando pensamos em situações fora do roteiro do urso-pardo hipotético. Você verá que o sistema nervoso simpático também é ativado na hora de fazer uma grande apresentação no trabalho ou uma prova importante, ou de tomar coragem para convidar alguém para sair. Sempre que sente o coração bater um pouco mais rápido, em geral é porque seu sistema nervoso simpático entrou em ação. É ele que nos mantém estimulados, afiados e prontos para o que aparecer. É quando essa reação começa a nos abalar – deixando que a ansiedade iniba nossa motivação, nosso foco e nossa capacidade de sobrevivência – que ela se torna prejudicial ao organismo.

A sobrecarga simpática, quando o sistema nervoso simpático é superestimulado, pode ser sufocante. Muitas pessoas com doenças que resultam em sobrecarga simpática dizem que se sentem como se estivessem se afogando ou fossem incapazes de respirar. As situações que afetam a saúde mental também podem levar a esse quadro. Discussões constantes com o cônjuge, pequenas agressões de um chefe que microgerencia tudo ou a sensação de estar constantemente desconectado e sob pressão também levam à reação do sistema nervoso simpático. Embora pareçam fazer parte da vida normal, essas coisas assinalam ao corpo e à mente que sua segurança foi comprometida e que, para se salvar, você precisa tomar alguma atitude. A mente percebe esses agentes estressores cotidianos de forma semelhante àquele urso faminto. E não faz o menor sentido desafiar seu chefe chato para uma briga na rua ou fugir do cônjuge com quem você está discutindo.

Embora a reação de luta ou fuga tenha nos mantido sãos e salvos quando procurávamos comida e fugíamos de predadores nas vastas planícies milhares de anos atrás, nem sempre ela é útil para gerenciar as minúcias da vida moderna. Isso significa que costuma haver uma discordância entre o que a mente nos manda fazer e o que seria uma reação socialmente aceitável. Não surpreende que essa desconexão possa levar a uma sensação de desconforto emocional quando o coração bate forte no peito, as mãos suam e a temperatura sobe. Você pode até se sentir preso e ficar com a respiração irregular, quando o cérebro precisa de todo o oxigênio possível para ajudar você a lidar com a situação que se desenrola. Quando você junta todos esses fatores, e essa mistura de reações simpáticas passa a acontecer várias e várias vezes, o que temos é a receita fisiológica para a ansiedade.

Respirar para atravessar a ansiedade

O transtorno de ansiedade – uma doença mental caracterizada por preocupação intensa, excessiva e persistente que interfere na vida cotidiana – afeta mais de 40 milhões de pessoas só nos Estados Unidos e aproximadamente 280 milhões no mundo inteiro.[3] Isso significa que você deve conhecer alguém que sofre de ansiedade, e há uma grande probabilidade de que você mesmo já tenha passado por uma ou mais experiências do gênero.

Como já vimos, um pouco de ansiedade nem sempre é ruim. Embora seja claramente desconfortável, se aprendermos a reconhecê-la, respirar para atravessá-la e aproveitá-la, ela nos motiva a sair pelo mundo e correr atrás do que mais queremos. Já trabalhei com vários pacientes que odiavam o emprego, por exemplo. Todas as manhãs, acordavam em estado de pânico, temendo o percurso até o escritório. Embora nem sempre seja fácil dar as costas a uma carreira que você odeia, reconhecer que talvez esteja na hora de planejar a transição para outro ambiente de trabalho pode ser um modo de escutar o que a ansiedade está tentando lhe dizer, sem permitir que ela o controle. O problema surge quando todas essas preocupações se tornam persistentes e transformam a ansiedade num estado crônico. Quando as ruminações interferem na sua capacidade produtiva e no convívio com amigos e familiares ou o impedem de sair de casa, isso significa que seu sistema nervoso simpático entrou em sobrecarga e talvez você precise de ajuda para trazê-lo de volta ao equilíbrio.

Transtornos de ansiedade são a doença mental mais diagnosticada nos Estados Unidos e, de acordo com uma pesquisa da Associação Americana de Psiquiatria, todos os anos as pessoas relatam estar cada vez mais ansiosas.[4] Embora seja fácil especular o motivo – hoje em dia, parece que o mundo se move em um ritmo mais rápido que nas gerações passadas –, essa é uma tendência alarmante que precisa ser abordada. Esse aumento na ansiedade não é ruim somente para a saúde mental; novos estudos demonstram que, com o tempo, o impacto sobre a saúde física também é significativo.

Se você já teve pensamentos acelerados, ficou matutando persistentemente sobre diferentes preocupações, sentiu dificuldade de respirar e de dormir (sem nunca se sentir descansado, mesmo quando consegue adormecer) ou sofreu com tensão constante em ombros, pescoço, quadril ou outras áreas do corpo, talvez esteja com ansiedade. Se continuar com esses sintomas todos os dias por um período de pelo menos seis meses, isso pode se caracterizar como transtorno de ansiedade generalizada.

Há vários medicamentos capazes de reduzir a ansiedade, e entre os mais conhecidos estão os da classe dos benzodiazepínicos, que inclui o diazepam e o alprazolam. Antigamente, esses eram os remédios mais receitados nos Estados Unidos, os "pequenos ajudantes da mamãe" de que Mick Jagger e os Rolling Stones falam em *Mother's Little Helper*, música de 1966. Nas décadas de 1960 e 1970, o país chegou a viver um tipo de moda dos benzodiazepínicos; os médicos distribuíam esses calmantes como balas, com a meta de ajudar as donas de casa ansiosas e os empresários exaustos a amortecer a reação do sistema nervoso simpático e, em teoria, administrar melhor a vida agitada. É claro que, na época, a comunidade médica não sabia que esses fármacos podiam ser viciantes. Mas hoje já se sabe, e os benzodiazepínicos ainda são comumente receitados.

Eles têm efeitos sedativos e ansiolíticos com ação drasticamente perceptível sobre o humor. Funcionam ligando-se a um receptor especial do cérebro que permite o aumento nos níveis de um neurotransmissor importante denominado ácido gama-aminobutírico (GABA). Essa substância é um inibidor, ou seja, reduz a atividade de diversas áreas do sistema nervoso. Por isso seu consumo costuma resultar em sensações de calma e relaxamento. Esses medicamentos ainda são receitados porque, além de funcionarem, têm ação rápida. Os médicos os indicam para alívio imediato dos sintomas em pacientes com ansiedade grave que vivem em estado constante de pânico. No entanto, por serem muito viciantes, só devem ser usados a curto prazo. Bastam algumas semanas de uso regular para alguém desenvolver dependência – e a retirada desses medicamentos pode ser extremamente desagradável, às vezes até fatal. Ninguém deveria tentar parar de tomar esses fármacos sem conversar com um médico antes.

A ansiedade pode ser incrivelmente desconfortável, e é fácil pensar, diante dos sintomas que ela causa, que a única solução seja tomar um comprimido de diazepam ou alprazolam. No entanto, há outra coisa capaz de aumentar os níveis de GABA no cérebro para alcançarmos um estado mais calmo e relaxado – algo que não exige receita e muito menos causa dependência, algo que não custa nada e que todos podem acessar facilmente sempre que precisarem. Isso mesmo: a respiração.[5]

Quando emprega uma técnica de respiração consciente, você ajuda a aumentar o nível de neurotransmissores inibidores para impedir a sobrecarga do sistema nervoso simpático. Embora pareça bom demais para ser verdade, numerosos estudos sustentam a ideia de que práticas como o yoga, que se concentram na respiração intencional, têm esse efeito, reduzindo a ansiedade e melhorando o humor.[6] Quando presta atenção consciente na respiração, você controla de forma fácil e rápida a capacidade ansiolítica natural do corpo. É uma intervenção pouco utilizada que funciona.

Alguns anos atrás, estava de plantão no turno de fim de semana de um hospital psiquiátrico e recebi uma mensagem urgente de uma enfermeira da unidade. Uma idosa, internada havia poucas horas, passava por sofrimento emocional significativo. "Ela está passando por um momento muito complicado e ficou ansiosíssima por estar aqui", explicou. "Posso lhe dar 1 mg de lorazepam?"

Esse medicamento é mais um benzodiazepínico, muito usado em hospitais para acalmar pacientes ansiosos. Costuma ser usado só quando é imediatamente necessário, sobretudo quando estratégias de autocuidado não foram tentadas. É possível alcançar o mesmo efeito com exercícios de respiração orientados. A enfermeira se mostrou surpresa quando eu disse que, em vez de solicitar o medicamento, eu conversaria primeiro com a paciente.

Quando cheguei ao quarto, me sentei na beirada da cama e conversei por alguns minutos com ela. Então fizemos alguns ciclos de respiração 4-7-8, também conhecida como "respiração relaxante". É uma técnica em que se inspira durante quatro segundos, prende-se a respiração por sete segundos e se solta o ar durante oito segundos – e pode ser muito eficaz para reduzir a ansiedade, acalmar pensamentos acelerados e baixar a frequência cardíaca. Em poucos minutos a paciente me disse que se sentia mais relaxada e conseguiu se acomodar no hospital. Tudo isso sem necessidade de um benzodiazepínico.

Embora haja ocasiões em que os medicamentos para a ansiedade são de fato necessários, a respiração é uma ferramenta que todos têm à disposição para ser usada quando for preciso. Podemos empregar a respiração para nos acalmar antes daquela grande apresentação no trabalho, numa discussão acalorada com o cônjuge ou mesmo quando nosso filho de 3 anos faz uma birra sem precedentes no corredor do supermercado. Experimente-a agora e observe o efeito sobre seu corpo, seu humor e seu estado geral. Uso a respiração 4-7-8 todos os dias e garanto que é eficaz. A respiração é a forma mais antiga de remédio e um ato de autocuidado que beneficia a todos nós.

Exercícios respiratórios como tratamento

Tratar a ansiedade nem sempre é simples, e às vezes é difícil determinar o melhor rumo a tomar. Um paciente que chamarei de Jessie, um homem afro-americano de 20 e poucos anos, veio ao consultório certa manhã, e reconheci imediatamente que ele estava inquieto. Não conseguiu se forçar a sentar. Observei que ele andava sem parar de um lado para o outro. "Escute, doutor.

Não consigo dormir. Não consigo comer. Sinto uma eletricidade disparando em meu corpo e em meu cérebro", disse ele, segurando a cabeça com as mãos enquanto continuava a se agitar para lá e para cá na sala.

Jessie me contou que, a princípio, consultara o médico de família por causa de problemas digestivos recorrentes. "Eu sentia um nó preso aqui", explicou, fechando os punhos e batendo-os no abdômen. "Às vezes eu não conseguia nem respirar."
Foi então encaminhado a um gastroenterologista para cuidar dos sintomas, que não melhoraram, por isso recorreu a mim.

"Acho que há algo errado na barriga, talvez síndrome do intestino irritável ou doença celíaca; tenho lido muito sobre isso ultimamente. O médico de família e o gastro disseram que eu precisava consultar o senhor. Pode me receitar um antibiótico ou algo parecido? Talvez alguma outra coisa? Os últimos dias foram um inferno."

Conforme ia falando, ele também me contou que vinha tomando alprazolam havia dois meses: "O alprazolam também acabou, e preciso de uma receita nova. O senhor poderia me dar um atestado? Não dá para voltar a trabalhar assim. Eu me sinto péssimo."

Passar mais tempo com Jessie me permitiu saber que ele sofrera um pequeno acidente de trânsito pouco antes do início dos sintomas. A princípio, era só dor de barriga e falta de ar quando dirigia, mas logo ele percebeu que se sentia nervoso, ofegante, como se o coração fosse pular do peito algumas vezes por dia. Não parecia haver nexo nem razão para esses episódios continuarem acontecendo. "Evito entrar no carro sempre que posso, porque não quero perder o controle. Fico até surpreso de ter chegado aqui hoje."

Os outros médicos não encontraram nenhum problema no abdômen nem no pulmão, mas lhe receitaram o medicamento para relaxar. A princípio, ajudou, mas, como muitos outros que desenvolveram dependência desse poderoso benzodiazepínico,

Jessie descobriu que precisava de doses cada vez maiores para obter o mesmo efeito calmante de que precisava só para se manter equilibrado. Quando o medicamento terminava, os sintomas de ansiedade pioravam, e o fato de também estar em abstinência de alprazolam não ajudava em nada.

Nos meses seguintes, trabalhei com Jessie para livrá-lo do remédio e lhe ensinar a usar exercícios respiratórios para controlar a ansiedade. A princípio, foi difícil para ele fazer a transição e deixar de ver a respiração como sintoma assustador da ansiedade e passar a considerá-la algo que ajudaria a controlá-la. Mas, com o tempo, Jessie deu sinais de melhora. Aprendeu a identificar o que causava a ansiedade (o medo de outro acidente) e a usar as técnicas de autocuidado, como os exercícios respiratórios, para moderar sua resposta simpática a esses gatilhos. Sem necessidade de benzodiazepínicos.

É importante repetir que a ansiedade, pelo menos em pequenas doses, é natural; não há como fugir dela. Todos precisamos de um nível baixo de ansiedade para chegar ao fim do dia. Em última análise, se encarada de forma adequada, a ansiedade nos ajuda não só a sobreviver como a prosperar no mundo que nos cerca. Só quando se desequilibra e fica incontrolável é que se torna destrutiva. Quando nos concentramos na respiração e a usamos para voltar a um estado natural de calma, ajudamos a assegurar que a ansiedade nunca chegue a esse ponto. Podemos usar a respiração, alimentada pelo pulmão e por nossa consciência, para desacelerar, pensar com mais clareza e ver o mundo como realmente é. Na verdade, respirar é um superpoder.

A respiração além do yoga

Precisei de algumas aulas até enfim adotar o yoga. Aquelas poucas horas de leveza eram inebriantes e pareciam ficar mais frequentes conforme eu me aprofundava na prática. Na época eu não entendia isso, mas aprender a unir a respiração ao movimento estabilizava meu estado de espírito. Nos meses seguintes, fiz o possível para continuar praticando, mesmo com minha renda de estudante. Fazia todas as aulas experimentais dos novos estúdios da cidade. Investia em promoções de compra coletiva quando as encontrava. Em certa época, distribuí folhetos do meu estúdio favorito nos fins de semana para compensar as aulas gratuitas. Até hoje, pratico yoga várias vezes por semana. Nem sempre vou a um estúdio. Com frequência, faço algumas sequências em casa mesmo, no parque ou no consultório quando tenho alguns minutos. Para mim, mais do que terapêutico, o yoga é uma forma de tratamento. Conforme faço as sequências, respirando de uma postura a outra, sei que estou fazendo o melhor que posso para proteger minha saúde mental.

Talvez você tenha sido apresentado ao yoga como uma forma de exercício físico. O movimento também é uma forma de autocuidado de que falaremos mais adiante. No entanto, o que permite que as pessoas aproveitem plenamente o yoga como estratégia de autocuidado para a saúde mental é o foco intencional na respiração. O benefício de respirar numa postura é duplo: ajuda a reduzir o desconforto físico que a posição pode impor ao corpo e a suavizar uma mente inflexível. Os yogues inspiram profundamente para preparar o corpo para o movimento e expiram profundamente para se alongar e fortalecer. Essas respirações também reduzem significativamente a ansiedade, diminuindo a resposta do sistema nervoso simpático e aquietando a mente.

Apesar de minha profunda admiração, sei que o yoga não é a praia de todo mundo. Felizmente, não é a única forma de atenção plena capaz de nos ensinar a aproveitar a respiração para otimizar o bem-estar e a saúde mental. Talvez você aprecie a dança lenta e intencional do tai chi ou o efeito relaxante de uma meditação guiada. Procure o que funciona para você. Você só precisa de atenção consciente, inspirações profundas e expirações purificadoras.

Seu manual de autocuidado: Técnicas respiratórias comprovadas para acalmar o corpo e a mente

Você também pode utilizar a sua respiração como remédio. Disciplinas e práticas diferentes usam a respiração de jeitos específicos para nos ajudar a relaxar. São técnicas que recomendo a meus pacientes para controlar melhor a ansiedade indesejada. Embora seja bom começar com a respiração coerente à medida que você vai aprendendo a trazer a atenção consciente para a respiração e mantê-la aí, qualquer um destes métodos, com a prática regular, já auxilia na redução da ansiedade e do estresse e na restauração do estado de calma do corpo e da mente.

Respiração coerente

Você pode fazer esse tipo de respiração sentado ou deitado, mas, se é iniciante, é aconselhável se deitar em um lugar tranquilo. Feche os olhos. Permita-se sentir o peso do corpo pressionando o chão e a sensação do chão empurrando o corpo de volta. Deixe os pés afastados na largura dos quadris, a palma das mãos voltada para cima. Então escolha um ponto ao qual dirigir o olhar.

Leve consciência ao olhar concentrado, seu *drishti*. Pode ser uma manchinha no teto, uma luminária ou, se estiver ao ar livre, uma nuvem no céu. Você pode até fechar os olhos e imaginar um ponto focal com os olhos da mente.

Depois de firmar o olhar, preste atenção na respiração. Embora respiremos mais de 20 mil vezes por dia, raramente lhe damos atenção. Para ajudar a se concentrar na respiração, ponha a palma de uma das mãos sobre a barriga, e a outra sobre o coração. Sinta o peito subindo e a barriga se expandindo a cada inspiração. Sinta a barriga descendo com a expiração.

Não é bom respirar com a parte superior do tórax; esse é um erro que muitos novatos cometem e que pode fazer você ofegar ou ter uma sensação de sufocamento. É melhor deixar o ar criar seu próprio espaço dentro do pulmão e prestar muita atenção no corpo à medida que ele leva oxigênio para dentro e depois expele dióxido de carbono – para abastecer o corpo e lhe trazer paz.

Embora a respiração coerente não seja capaz de colocar fim a uma crise de pânico ou à ansiedade grave, ela é excelente para você começar a tomar consciência da respiração e valorizá-la.

Respiração com resistência

Depois de dominar a respiração coerente, passe à respiração com resistência. No yoga, essa é uma abordagem popular conhecida como *ujjayi pranayama* (ou respiração vitoriosa), que envolve uma leve restrição no fundo da garganta para promover uma respiração audível. Coloque a ponta da língua atrás dos dentes e tensione de leve a glote, a abertura entre as cordas vocais. Quando começar, inspire algumas vezes pelo nariz e depois deixe o ar passar pela boca, com um som sussurrado (como se você estivesse respirando como Darth Vader). À medida que for avançando, feche os lábios. Simplesmente inspire e expire pelo nariz.

Como na respiração coerente, concentrar-se na barriga subindo e descendo vai ajudar você a manter a estabilidade da mente enquanto pratica a respiração com resistência. A sensação física se parece com sugar o ar por um canudo. Você vai saber que acertou quando ouvir um som como o do mar vindo de suas cordas vocais a cada expiração. Pense nas ondas quebrando na praia ou no vento sussurrando entre as árvores.

Os yogues usam a respiração com resistência ao mesmo tempo que vão passando por diversas posturas, mas você pode usar essa técnica respiratória deitado, sentado numa cadeira ou de pernas cruzadas no chão. Você decide. Quando você se senta no chão, principalmente se usar uma almofada de meditação, fica mais fácil manter a postura aberta que o ajuda a respirar com o diafragma, para tirar o máximo proveito dessa técnica.

Enquanto estiver aprendendo, a intenção é não fazer mais que dois ou quatro ciclos de *ujjayi pranayama* por minuto. Talvez no começo você fique um pouco tonto, porque esse tipo de respiração leva muito oxigênio ao pulmão e ao cérebro. Mais depressa do que pensa, você verá que esse pico é acompanhado por uma sensação distinta de calma, graças à estimulação do nervo vago – um nervo craniano importantíssimo que conecta a base do cérebro a órgãos como coração, pulmão e intestino. Quando pratica a respiração *ujjayi pranayama*, você ativa o sistema nervoso parassimpático, que, por sua vez, manda o sistema nervoso relaxar o corpo e a mente.

Não é preciso praticar por muito tempo para sentir o efeito calmante da respiração com resistência. Em geral, marco 60 segundos no temporizador e faço alguns ciclos de *ujjayi pranayama* para obter uma sensação de paz e a clareza necessária para continuar o dia.

Respiração por narinas alternadas

A respiração por narinas alternadas é um tipo específico de respiração com resistência e funciona de forma parecida. Como parte da prática de yoga, você pode fazer a respiração por narinas alternadas fechando a narina direita com o polegar e soltando completamente o ar pela narina esquerda e, em seguida, tapando a narina esquerda com o anular da mesma mão e inspirando pela narina direita. Continue alternando, expirando pela narina esquerda e inspirando pela direita. Depois do terceiro ciclo, passe a expirar pela direita e inspirar pela esquerda, e assim por diante.

Esse tipo de respiração pode ser um pouco desconfortável no começo, principalmente se você tiver algum tipo de congestão nasal. Não tem problema abrir um pouco a boca se isso facilitar a prática. Você pode fazer este exercício sentado numa cadeira ou no chão, com as pernas cruzadas. Alguns estudos indicam aumento no tônus parassimpático (a parte de repouso e relaxamento do sistema nervoso) com apenas cinco minutos dessa respiração. Outros afirmam que, com um pouco de treinamento (15 minutos por dia), o impacto pode ser ainda mais significativo em apenas seis semanas. E você verá até uma diferença no humor.

A respiração por narinas alternadas é mais eficaz quando estou prestes a fazer uma palestra ou apresentação importante. Gosto de fazer alguns ciclos para retomar a estabilidade mental e obter uma sensação de calma em qualquer ocasião que me deixe nervoso. Se você vive precisando se afastar de situações estressantes para organizar os pensamentos, a prática da respiração por narinas alternadas é um modo eficaz de acalmar os nervos.

Respiração do quadrado

Um dos maiores benefícios da respiração do quadrado é que você pode praticá-la em qualquer lugar, no ônibus, no trabalho ou no aconchego do lar. Recomendo sentar-se numa cadeira confortável, com as costas apoiadas e as solas dos pés firmes no chão – se preferir, também é possível fazê-la em pé.

Feche os olhos e inspire pelo nariz contando até quatro. Sinta o ar encher o pulmão e observe a expansão do abdômen. Quando estiver com o pulmão cheio, segure a respiração contando lentamente até quatro. Resista à vontade de fazer força ao prender;

isso é desconfortável e talvez você tenha uma sensação de sufocamento. Em vez disso, tome simplesmente a decisão consciente de não inspirar nem expirar durante quatro segundos. Por fim, solte o ar devagar contando até quatro. Quando estiver com o pulmão vazio, conte até quatro. Repita esse padrão respiratório durante vários minutos, até sentir o corpo e a mente relaxarem e a calma inundar você.

A respiração do quadrado funciona bem depressa e ajuda a reduzir os sintomas de estresse físico e mental e a se sentir mais atento.

Respiração 4-7-8

Sente-se de forma confortável numa cadeira ou de pernas cruzadas no chão e feche os olhos. Se for perto da hora de dormir, é possível fazê-la deitado na cama. Quando se sentir confortável, inspire pelo nariz e, em silêncio, conte até quatro; prenda a respiração contando até sete; expire contando até oito. Você pode expirar com a boca aberta ou pelo nariz. Repita durante vários minutos.

A técnica da respiração 4-7-8 foi muito popularizada pelo Dr. Andrew Weil, guru da medicina integrativa.[7] Pense na respiração 4-7-8 como um tranquilizante natural do corpo e da mente. Embora a ciência ainda esteja tentando explicar como e por que ela funciona para aliviar a ansiedade e a insônia, trata-se de uma prática popular que, pessoalmente, considero muito benéfica. Também é importante notar que os números exatos são um pouco arbitrários. Mas o que de fato importa é que a expiração seja mais longa que a inspiração. Acredita-se que a expiração longa estimula mais o nervo vago, que manda um recado ao cérebro e ao corpo: está na hora de relaxar. Pode demorar algumas tentativas até você se sentir à vontade com a respiração 4-7-8, e talvez seja bom começar com a respiração do quadrado e depois, com o tempo e a prática, ir chegando às contagens de 7 e 8.

Respirar com consciência

A princípio pode ser difícil enxergar a respiração como remédio, mas, ao adotar essas práticas, você verá que existe mesmo um efeito calmante – que aparece mais rápido para uns do que para outros. É preciso compreender que nem todas as técnicas funcionam igualmente bem para todos. Para os pacientes, recomendo escolher uma opção, exercitar por algum tempo e só depois experimentar outra.

Quando tiver aprendido a ter mais consciência da respiração, você vai ver que consegue usar sua técnica favorita praticamente em qualquer lugar quando precisar de um reforço parassimpático calmante. Dito isso, o primeiro passo para entender o poder que a medicina mente-corpo tem sobre a saúde mental é desenvolver uma consciência aguda do potencial curativo que você já guarda dentro de si. Como aprendi com meus primeiros dias no estúdio de yoga, tudo começa com a respiração.

CAPÍTULO 7

A SOLUÇÃO DO SONO

Uma boa risada e um bom sono são os melhores remédios no livro do médico.
— Provérbio irlandês

Kenny era um contador de histórias nato. Quando veio à consulta, esse sessentão exuberante e semiaposentado me regalava com histórias de sua juventude. Segundo contava, ele passara os 20 e os 30 anos "vivendo com sexo, drogas e *rock and roll*". Ele viajara pelo mundo inteiro e poupara cada centavo para ir à Europa, à Índia e até morar um período na Nova Zelândia. Considerava-se viciado em adrenalina e, sempre que tinha a oportunidade, amava ter novas experiências, por mais perigosas que fossem. Recentemente, chegara a se casar com uma mulher muito mais jovem – e riu com sarcasmo das dores de cabeça inesperadas surgidas da grande diferença de idade. Quando consegui lhe perguntar por que viera me consultar, Kenny foi direto ao ponto. "Acho que estou perdendo o ânimo."

Nessa primeira consulta, supus que Kenny estivesse passando por algum tipo de crise de meia-idade tardia e precisava de ajuda para elaborá-la. Mas, conforme conversamos mais, mergulhando mais fundo em suas diversas histórias do passado e do presente, entendi que ele se sentia vazio. Irritava-se cada vez mais com a esposa; estavam brigando por bobagens. Haviam acabado de se mudar para a casa dos sonhos, mas, em vez de apreciar a nova moradia, ele se incomodava com todos os projetos necessários para consertá-la. Kenny disse que praticamente tudo o irritava, até as coisas que antes lhe davam imensa alegria. Ele se sentia fora do prumo e queria dar um jeito de voltar a seu eu despreocupado.

Quando lhe perguntei sobre o sono, ele foi sincero. Sempre fora uma pessoa de hábitos noturnos, mas também admitiu que, desde que reduzira o tempo que passava no escritório, havia desenvolvido um gosto pelo pôquer on-line que o deixava acordado até tarde. Isso significava que não dormia tanto nem tão bem quanto antes. Desconfiei que eram essas péssimas horas de sono que estavam prejudicando seu humor.

Os problemas do sono, como dormir em excesso ou pouco, ou até mesmo sentir-se cansado o dia todo, mesmo passando oito horas na cama, são uma ocorrência comum na maioria das doenças mentais. Se folhear o *DSM*, você logo verá que os distúrbios do sono estão associados ao transtorno bipolar, à depressão maior e ao transtorno de ansiedade generalizada, só para citar alguns. Qualquer doença mental pode afetar o sono. Quando não descansam o suficiente, a mente e o corpo sofrem – e essa falta de um sono reparador pode criar um caos na saúde mental.

A famosa frase de Benjamin Franklin – "Deitar e levantar cedo torna o homem saudável, rico e sábio" – é notável pela presciência neuropsiquiátrica. Quem já passou a noite toda se virando de um lado para o outro sabe que algumas horas de sono a menos são o suficiente para nos deixar irritados, confusos e ineficientes. O que você talvez não saiba é que a privação de sono a longo prazo, de que muitos que convivem com a doença mental sofrem, influencia os mesmos neurotransmissores envolvidos na depressão e na ansiedade. Com o tempo, a falta de sono afeta a expressão dos receptores de serotonina do cérebro, além de interferir na produção da própria serotonina.[1] Por coincidência, isso acontece de forma análoga na depressão. A privação de sono pode se tornar um círculo vicioso que se autoperpetua. Quanto menos dorme, mais deprimido você se sente. Quanto mais deprimido se sente, menos dorme. Não admira que, de acordo com alguns estudos, mais de 80% dos pacientes com depressão tenham problemas para dormir.[2]

Faz sentido, porque o sono é uma parte vital da saúde – tão importante para nosso bem-estar quanto o ar, a comida e a água, embora a maioria das pessoas, inclusive eu, às vezes não dê tanto valor ao sono quanto deveria. Pode ser dificílimo criar tempo e espaço para dormir bem quando há tanta coisa na nossa lista de afazeres: planejar o trabalho, cuidar das crianças ou ficar acordado até tarde para finalmente gozar de algum tempo a sós. Alguns consideram uma medalha de honra dormir o mínimo de horas possível. Quando estava na faculdade de medicina, eu ouvia os outros estudantes se gabarem de virar a noite antes das provas. Isso é um problema; hoje, estudos mostram que o sono insuficiente afeta a cognição, o humor e a concentração[3] e prejudica a resposta imune.[4]

A boa notícia, no entanto, é que há várias maneiras de promover o sono saudável, mesmo que você não se sinta muito bem. De fato, manter uma boa higiene do sono é uma prática de autocuidado que faz uma diferença enorme para a saúde e o bem-estar.

Conhecendo o ciclo do sono

Em vários aspectos, é mais fácil dormir do que explicar o sono. Se eu lhe perguntasse o que é o sono, você talvez me dissesse que é uma forma de descanso – ou aquilo que fazemos quando fechamos os olhos à noite. Cientistas e médicos passaram décadas tentando determinar exatamente o que é o sono, por que ele é tão importante e o que acontece no corpo quando dormimos. A verdade é que muitos pesquisadores ainda dão duro para entender tudo isso. O que a ciência já sabe é que quase todas as espécies passam por essa forma regular e natural de descanso. E pode confirmar que, quando adormecemos, o corpo passa por mudanças fisiológicas significativas. A frequência cardíaca e a respiratória se reduzem. A temperatura cai. Os músculos relaxam profundamente e você perde a consciência por algum tempo. Seus sentidos, como audição, olfato e tato, são inibidos. Basicamente, o corpo entra no modo de desligamento e recarga, desconectando-se do mundo externo para que uma importante faxina interna possa acontecer.

O sono não é um estado único. É um complexo processo restaurador que passa por uma série de estágios durante as horas em que você fica deitado, repousando. Há dois tipos distintos de sono: o de movimentos rápidos dos olhos (REM, na sigla em inglês) e o não REM (NREM). O REM é uma forma de sono leve em que os olhos se movem rapidamente por trás das pálpebras fechadas. É o tipo de sono em que ocorrem os sonhos mais vívidos, o padrão respiratório se torna irregular e o cérebro paralisa os músculos do corpo para você não se mover enquanto sonha. Já o sono NREM não tem a característica do movimento rápido dos olhos e se divide em três subestágios: N1, N2 e N3. Conforme avança pelos estágios NREM, o sono vai ficando mais profundo, e quando você atinge N3 é mais difícil alguém acordá-lo. É nos estágios profundos que o corpo entra em modo de recuperação total e repara os músculos, ajusta o sistema imunológico e consolida as novas lembranças.[5] No sono NREM, os receptores do cérebro envolvidos na liberação de neurotransmissores como serotonina, histamina e norepinefrina, envolvidos na manutenção da saúde mental, são, de certo modo, "desligados" para que também possam descansar e funcionar com mais eficácia quando você estiver acordado.[6]

Embora pudéssemos explicar apenas as diferenças entre o sono REM e NREM, para entender o que acontece no cérebro quando dormimos precisamos mergulhar um pouco mais no assunto. O ciclo típico do sono funciona assim: quando adormece e entra naquele estado intermediário de sonolência e consciência parcial, você está no primeiro estágio do sono NREM. Alguns minutos depois, o corpo relaxa mais e entra no sono leve, o segundo estágio do sono NREM; a maior parte da noite é passada assim. No sono leve, você está inconsciente, a frequência cardíaca e a respiratória se reduzem, mas ainda é fácil algo ou alguém acordá-lo. Quando avança mais profundamente no repouso, você entra no último estágio do sono NREM. O que identifica esse estágio é que, quando alguém está ligado a um aparelho de eletroencefalograma (EEG), cuja função é medir a atividade cerebral, nota-se um padrão bem distinto de ondas lentas de baixa frequência. Por causa disso, às vezes o último estágio do sono NREM é chamado de sono de ondas lentas. Quando se chega ao sono NREM, o apagão é total.

Depois de passar pelos três estágios do sono NREM, você vai para o sono REM. Ironicamente, embora seus olhos se movam com velocidade espantosa, o restante do corpo permanece imóvel. No estágio REM você *não pode* se mexer fisicamente porque os músculos estão paralisados. Se um EEG medisse suas ondas cerebrais nesse momento, a atividade seria muito parecida com a de uma pessoa acordada. Há várias teorias sobre o propósito do sono REM, inclusive seu possível papel no desenvolvimento do cérebro, na consolidação das lembranças e até no sonho como modo inconsciente de expurgar comportamentos indesejáveis, como a agressividade.[7] Sua função exata ainda é um mistério.

Durante o repouso de uma noite saudável, a cada noventa minutos mais ou menos, você passará pelo ciclo do sono e por todos os estágios de quatro a cinco vezes. No entanto, com o avanço da noite, você ficará cada vez menos tempo no sono profundo a cada repetição do ciclo. Isso é importante, porque ter uma quantidade adequada de sono profundo é fundamental para manter a saúde ideal. É durante o sono profundo que o corpo passa pelos processos essenciais para restaurar a energia, a força e o bem-estar. Quando reduz o número total de horas, você diminui o tempo de sono profundo. E isso lhe rouba os minutos fundamentais de que seu corpo e sua mente precisam para se recuperar e recarregar.

O que atrapalha o sono?

A insônia, ou dificuldade de pegar no sono ou de se manter dormindo, é mais comum do que se pensa. De acordo com a Associação Americana do Sono, quase 30% dos adultos afirmam ter insônia por períodos curtos, e 10% sofrem com problemas constantes para dormir.[8]

Todos nós passamos noites sem dormir de vez em quando, mas isso só pode ser considerado insônia quando acontece pelo menos três vezes por semana durante pelo menos três meses. Há tipos diferentes de insônia, assim como diversas causas. A insônia inicial é quando se tem dificuldade para adormecer – aquela sensação de ficar deitado na cama para sempre, virando de um lado para o outro. A insônia intermediária é a dificuldade de manter o sono ou de dormir a noite toda. Várias coisas podem provocar a insônia intermediária, como um quarto quente demais, dividir a cama com o cônjuge que ronca como uma serra elétrica ou beber água em excesso antes de dormir e precisar se levantar várias vezes para ir ao banheiro. A insônia terminal – você já deve ter adivinhado – é quando você acorda mais cedo do que gostaria. Isso acontece com mais frequência em idosos, mas estresse, ansiedade e depressão também podem causá-la. Se três categorias já não bastassem, ainda há a insônia mista, em que o padrão de interrupção do sono se encaixa em mais de uma categoria. Infelizmente, seja no início do sono, seja na manutenção, o resultado é o mesmo: menos tempo de sono de qualidade e mais sensação de moleza e névoa mental durante o dia.

É inegável que a insônia é uma doença complexa e multifacetada. Há muitas razões para alguém ter dificuldade em dormir, e nem sempre elas são imediatamente visíveis. Isso acontece porque esse sintoma tem uma relação bidirecional com muitos problemas de saúde comuns. Não se esqueça de que a imensa maioria das doenças mentais tem algum impacto sobre o sono, mas várias doenças físicas também interferem nele.

Quando um paciente como Kenny vem me consultar, um de meus primeiros passos é determinar se existe alguma doença em jogo, como aumento da próstata ou apneia obstrutiva. A perimenopausa e o refluxo gastroesofágico têm o poder de degradar a qualidade do sono.

Também ocorrem mudanças naturais no sono como subproduto do envelhecimento saudável. Alguns indícios mostram que, à medida que envelhecemos, podemos dormir 8 a 10 minutos menos por noite a cada década que passa, até que o sono se estabiliza por volta dos 60 anos.[9] Depois dessa idade, as mudanças esperadas podem ser: menos tempo de sono profundo – ou seja, despertar com mais facilidade – e cochilar mais durante o dia, principalmente quando sua agenda permite. Mesmo quando os problemas do sono se devem a alguma doença ou ao envelhecimento saudável, ainda é possível que, por causa de sua importância para a mente, esse sono não reparador prejudique o humor, as emoções e o comportamento.

Por isso é tão importante incluir o sono como um pilar do autocuidado para a saúde mental. O bom sono é um remédio. A insônia crônica, causada por um emprego estressante, pela preocupação com os filhos ou por algum remédio que interfira no sono, pode causar o caos no corpo – em termos físicos e mentais. A boa notícia é que há inúmeras maneiras baseadas em evidências para melhorar suas noites. E as estratégias mais benéficas e sustentáveis para dormir bem não envolvem uma receita de zolpidem. Melhorar a higiene do sono também é muito necessário para você repousar com facilidade e ter um sono reparador.

Vi em primeira mão com que rapidez o sono age no ambiente hospitalar. Lembra-se de Orin? Ele estava com pensamentos suicidas depois de se separar da esposa e foi internado com depressão. Embora tivessem receitado antidepressivos assim que ele entrou no hospital, ele começou a se sentir melhor em um ou dois dias, bem antes que os medicamentos fizessem efeito. Uma das razões para Orin melhorar tão depressa foi que, dentro do hospital, ele tinha apoio social, três refeições por dia e um lugar distante de todos os agentes estressores externos que interferiam em sua capacidade de descansar. Quando lutava com a depressão em casa, seu sono sofreu. Mas, depois de internado, passou a dormir pelo menos sete horas ou mais por noite. Quando se consegue restaurar uma necessidade biológica tão básica, o resultado é bastante rápido. O sono o ajudou a retornar à estabilidade, a um ponto em que conseguia abordar os outros sintomas.

Vi histórias semelhantes relacionadas ao sono acontecerem com muitos outros pacientes meus. Alguém chega ao hospital no meio de uma crise e, com mais frequência do que seria de esperar, precisa de uma ou duas boas noites de sono para ficar mais disposto a abordar as dificuldades que o levaram ao hospital. O mesmo processo funciona com pacientes não hospitalizados. Quando começou a desligar o computador mais cedo à noite e a adotar uma rotina de higiene do sono, Kenny, o aventureiro de 60 e poucos anos, percebeu melhoras graduais em seu estado de espírito. Várias e várias vezes, vemos como o sono é importante – importantíssimo, principalmente para a saúde mental.

O sono e o cérebro

Talvez você se pergunte por que o sono tem um efeito tão drástico sobre a saúde. As razões para isso são muitas, mas uma das mais importantes é seu papel no funcionamento ideal do cérebro. Quando não repousamos o suficiente, as funções básicas desse órgão ficam prejudicadas, e isso tem um efeito profundo sobre nosso humor e nosso comportamento.

Já ficou comprovado que a privação de sono afeta diversas regiões do cérebro envolvidas na regulação do humor, entre elas a amígdala – ligada às respostas de medo e à agressividade –,[10] e o córtex cingulado anterior ventral – que é uma parte essencial do sistema de recompensa do cérebro. Como essas áreas não funcionam perfeitamente quando estamos privados de sono, você pode ficar extremamente sensível aos estímulos negativos. Resultado: você fica muito irritável. Perde a calma diante de coisas pequenas e tem dificuldade de deixar para lá alguma preocupação. Depois de dias ou semanas nesse estado, às vezes chamado de "débito de sono", você descobre que sua proteção emocional desapareceu quase por completo. Comentários ou ações que poderiam incomodar um pouquinho se você estivesse bem têm, agora, o poder de virar sua vida de cabeça para baixo.

A saúde mental e o sono estão tão intimamente ligados que já se constatou que uma doença mental como o transtorno depressivo maior produz alterações na arquitetura do sono – aqueles estágios distintos de que falamos. Quando deprimida, a pessoa leva mais tempo para adormecer depois de pôr a cabeça no travesseiro e, quando dorme, entra mais depressa no estágio REM, que produz os sonhos. A depressão está associada ao aumento do tempo passado nesse estágio e na redução do tempo passado no sono profundo de ondas lentas.[11] Isso significa menos sono reparador. Ainda que passe a noite toda (e o dia) na cama, o indivíduo continua exausto, como se não tivesse dormido nada.

O estresse também afeta a produção de cortisol, glicose e adrenalina. Sem sono suficiente, o corpo exige mais energia para se manter alerta, e isso estressa o organismo como um todo. Em resposta, acaba produzindo mais hormônios do estresse, como o cortisol. Lembre-se de que, a curto prazo, um pouquinho de cortisol é muito útil e ajuda o corpo a se preparar para lutar, fugir ou enfrentar obstáculos. A longo prazo, porém, o corpo lerá todo esse excesso de cortisol como um problema, ativará o sistema imunológico e causará muita inflamação desnecessária para lidar com ele. Essa mesma inflamação já foi associada a fadiga e depressão maior.[12]

Esse não é o único problema da liberação adicional de hormônio. Todo o excesso de cortisol produzido em épocas de estresse emocional acentuado está ligado a um estado constante de alerta, o que torna quase impossível ter uma boa noite de sono.[13] Com isso, e com a liberação de glicose e adrenalina que acompanha o cortisol, temos um corpo preparado para a ação. Você está vigilante, e seu corpo constantemente sonda o ambiente para prever a ameaça que se aproxima. Os músculos estão tensos, prontos para se mover – e se mover depressa. Simplesmente não é um estado propício para um sono relaxante. O excesso de cortisol cria um ambiente interior parecido com o decorrente da aceleração da cafeína, o que torna ainda mais difícil repousar. Dá para entender por que isso se torna um círculo vicioso rapidamente, a menos que você altere de forma significativa seus hábitos noturnos.

Uma pequena faxina

O sono tem outro papel vital para a saúde: ele produz um ambiente ideal para o cérebro se livrar de detritos prejudiciais e outros resíduos celulares. É como uma faxina profunda do corpo. O sistema linfático, que consiste em vasos, fluidos e gânglios, recolhe e leva essas toxinas e outros resíduos para fora do corpo. Por isso o sono é um processo tão fundamental para a saúde. E, quando falha, os rins, o fígado, o coração e os pulmões podem ser afetados com o tempo.

O cérebro é um órgão de excepcional importância que sustenta o funcionamento de todos os outros órgãos e tecidos do corpo. Ele também cria uma boa quantidade de resíduos celulares e moleculares. O modo como o cérebro se livra de todos esses detritos foi um enorme mistério neurobiológico até que os pesquisadores da Universidade de Rochester examinaram a imagem do cérebro de camundongos adormecidos.[14]

Enquanto os camundongos dormiam, os cientistas observaram assombrados os astrócitos, células especiais que dão apoio aos neurônios, criarem canais exclusivos para ajudar a mover o fluido cerebroespinhal, uma substância cerebral incolor e transparente, para fora desse órgão. Em essência, essas mudanças ligadas ao sono recolhiam o lixo que havia se amontoado durante o dia e o levavam para os gânglios linfáticos externos. Os pesquisadores chamaram esse sistema de "glinfático".

O que o processo de remoção de resíduos do cérebro tem a ver com os sintomas de saúde mental? Muito, na verdade. A princípio, os pesquisadores da Universidade de Rochester se interessaram pelo sistema glinfático e seu papel na remoção das placas de proteína associadas às doenças de Alzheimer e Parkinson. Quando ele não funciona, não é só o acúmulo de placas que afeta a saúde cerebral como um todo. Quando não se dorme o suficiente, o cérebro não consegue fazer sua faxina diária. A abundância de detritos resultante pode levar o sistema imunológico a enviar suas tropas, o que resulta em excesso de inflamação. De acordo com vários estudos, a inflamação exacerba a depressão, a ansiedade e uma série de outras doenças mentais.

Como se vê, o bom sono promove a saúde mental em várias frentes.

A quantidade ideal de sono

Quando começo a falar sobre sono com os pacientes, uma das primeiras perguntas que me fazem é quantas horas de sono são necessárias para uma boa saúde mental. É claro que todos já ouvimos falar que o ideal é dormir oito horas, mas essa regra não é rígida. Alguns precisam de mais tempo de sono que outros, devido a idade, genética ou estado de saúde. A quantidade saudável de sono para um recém-nascido pode chegar a dezessete horas por dia, enquanto um idoso poderia potencialmente se virar com seis. Embora seja uma boa regra, dormir sete a oito horas por noite não é uma fórmula mágica. Para se sentir bem e repousado, o mais importante é a qualidade do sono. Esse é de fato um caso em que a qualidade – ou o tempo que você passa nos estágios mais profundos do sono – é mais importante que a quantidade.

O bom é que, mesmo sem você ter como saber quanto tempo passou no sono de ondas lentas, seu corpo lhe diz quando está bem descansado, assim como quando não dormiu bem. Seu humor e seu comportamento podem lhe dar uma ideia bem precisa de que seu sono foi suficiente. Se acorda sem despertador, não procura logo por uma xícara de café e se sente renovado, provavelmente você está descansado o bastante.

Hoje é fácil acompanhar o sono fazendo uso de uma variedade de dispositivos semelhantes a relógios de pulso. Eles monitoram o padrão de sono durante a noite toda para lhe dizer quanto você dormiu e, talvez mais importante, se a qualidade de descanso foi boa o suficiente. Alguns até mapeiam os estágios do sono. Aparelhos desse tipo ajudam você a saber mais sobre sua experiência pessoal ao dormir e a criar um plano para otimizar o sono e promover a saúde mental.

Posso tomar um comprimido e pronto?

Muitos pacientes com dificuldades para dormir me pedem algum sonífero para resolver o problema. Dependendo da situação – e da gravidade do sofrimento –, essa receita pode fazer sentido. No entanto, a longo prazo o sonífero não é a melhor solução.

Tradicionalmente, e em casos severos de ansiedade, os médicos receitam um benzodiazepínico para ajudar o indivíduo a recuperar o sono. Como já vimos, esses medicamentos são sedativos que inibem determinados processos cerebrais para permitir que você desacelere. Eles funcionam bem e depressa, mas são muito viciantes. Quem recorre todas as noites a benzodiazepínicos como o diazepam para adormecer com rapidez acaba por descobrir que vai precisar de uma dose cada vez maior do remédio para obter o mesmo efeito. Esse "rebote", digamos assim, não é nada perto do fato de que esses fármacos podem ser letais. Se alguém toma um benzodiazepínico mas tem apneia do sono não diagnosticada, por exemplo, pode morrer ao tomar o remédio na hora de dormir, porque ele suprime o impulso respiratório. Essa classe de medicamentos também aumenta a probabilidade de quedas, principalmente em idosos. Embora alguns pacientes que me procuram com problemas de sono esperem voltar para casa com uma receita de diazepam, lorazepam ou temazepam, é raro eu receitar esse tipo de remédio.

Quando entraram em cena, medicamentos como o zolpidem e a eszopiclona logo substituíram os benzodiazepínicos como os soníferos mais receitados do mercado, mas seu uso a longo prazo também traz problemas, como sonolência diurna, deficiência cognitiva e, em casos graves, pensamentos suicidas. Ouvi todo tipo de histórias estranhas e potencialmente perigosas de pacientes que tomavam zolpidem. Alguns chegaram a andar, cozinhar e dirigir dormindo. Como os benzodiazepínicos, quem recorre a esses medicamentos pode desenvolver dependência e ter sintomas de abstinência ao parar de tomá-los.

Para os médicos, prescrever um sonífero é a parte fácil. Às vezes, pode até ser difícil recusar, porque sabemos que noites insones são mesmo angustiantes. Quando se trata de medicamentos para o sono, alguns são mais seguros que outros, mas a vasta maioria deles não ataca o problema real que está por trás do distúrbio. Além disso, fármacos como os benzodiazepínicos podem, em última análise, desorganizar a estrutura do sono e resultar em menos tempo no sono profundo de ondas lentas, ainda que você se sinta mais sonolento à noite ou realmente esteja dormindo mais.[15] E, com muita frequência, levam a um ciclo que se autoperpetua: você toma o remédio para dormir, acorda zonzo e não se sentindo muito bem, exagera na cafeína e em outros estimulantes durante o dia, o que, por sua vez, interfere na sua capacidade de adormecer à noite.

Há alternativas aos soníferos comuns que não criam dependência. Algumas pessoas gostam de usar suplementos de melatonina. O cérebro libera naturalmente essa substância, que é um hormônio secretado pela glândula pineal. Essa liberação ocorre no fim do dia, em geral algumas horas antes do momento de ir dormir, quando a luz do dia começa a diminuir. A melatonina ajuda o organismo a regular o ciclo natural do sono: você fica desperto e alerta durante o dia e dorme à noite. Alguns estudos mostram que a melatonina pode ser útil para deficientes visuais, que se orientam na ausência de luz, a entrarem num esquema de sono regular.[16] A luz forte e até as luzes azuis e verdes que emanam da televisão, do celular e da tela do computador atrapalham a produção de melatonina. Essa é uma das principais razões para que especialistas recomendem que o ideal é se afastar de computadores e celulares cerca de uma hora antes de ir para a cama. Caso contrário, você estará trabalhando contra a mecânica natural do sono.

Também valer notar que o álcool não é seu amigo quando se trata de hábitos saudáveis de sono, mesmo que você ache o contrário. Não sou eu que vai lhe dizer que nunca tome um cálice de vinho nem uma cerveja depois do trabalho. Mas, se você exagerar e descobrir que não consegue adormecer sem alguns drinques, talvez seja bom pensar nas consequências da bebida a longo prazo sobre os estágios do sono e a sua saúde mental.[17]

O álcool pode dar a sensação de que você teve um sono reparador porque adormeceu depressa, mas na verdade ele prejudica a arquitetura do sono. Embora na primeira metade da noite você tenha mais sono profundo de ondas lentas, ele será muito menor na segunda metade. O álcool também faz você acordar mais vezes durante a noite – a pessoa dorme com mais rapidez e mais profundamente depois de alguns drinques, mas acorda às três da manhã e fica se virando de um lado para o outro sem conseguir pegar no sono de novo. É como se ele fizesse a mente e o corpo pensarem que você dormiu muito bem, quando na verdade não dormiu. O abuso de bebidas alcoólicas a longo prazo pode dificultar o sono reparador, ainda que você passe oito ou mais horas na cama. Em última análise, o álcool e alguns soníferos acabam piorando o sono.

É por isso que, quando pacientes como Kenny vêm me consultar, sou cuidadoso na hora de receitar soníferos. E, quando faço isso, ofereço algum medicamento com potencial mínimo de tolerância ou dependência. No caso de Kenny, nos concentramos primeiro no autocuidado, e isso exigiu examinar atentamente seus hábitos de sono. Depois de implementar uma rotina de higiene do sono durante algumas semanas, indo se deitar todas as noites no mesmo horário, desligando o computador mais cedo, mantendo o quarto escuro e frio e reservando a cama só para sono e sexo, ele descobriu que estava dormindo melhor do que nunca. Em poucos meses, ele *se sentiu* melhor e recuperou o ânimo.

Dado seu impacto sobre o corpo e a mente, dá para ver por que melhorar o sono pode ser um aspecto fundamental da melhora da saúde mental. Poucas noites de um sono de qualidade já são suficientes para vermos resultados drásticos sobre o humor. E a melhor parte é que há muitas maneiras de assegurar que você aproveite ao máximo seu tempo na cama.

Seu manual de autocuidado: Otimizar o sono

O sono é uma função corporal essencial, um estado de repouso que ajuda a restaurar e recarregar o corpo e a mente. Quando não dorme o bastante, você logo sente os efeitos sobre seu bem-estar físico e emocional. Por isso controlar o sono é uma parte tão importante do autocuidado. É curioso que as pessoas que querem cuidar da saúde mental geralmente deixem de lado a melhora do sono. Felizmente, há várias maneiras de valorizar o descanso e garantir que o cronograma de sono alimente a mente, o corpo e o espírito.

Pratique a boa higiene do sono

Pouquíssimas pessoas conseguem pegar no sono somente por força de vontade. A maioria precisa dar um jeito de relaxar e de ficar confortável o suficiente para permanecer assim. Conseguimos isso com uma boa higiene do sono, que significa ajustar nosso comportamento e o ambiente para otimizar o ato de dormir.

Primeiro, é bom dar uma boa olhada no quarto. Então, pergunte a si mesmo: *como criar um ambiente mais propício ao relaxamento e ao sono?* Para isso, desligue as telas cerca de uma hora antes de dormir, baixe a temperatura do quarto para 18 a 20 graus e apague todas as luzes. Se for preciso, instale blecaute nas janelas para o quarto ficar o mais escuro possível.

Quando falo com os pacientes sobre a higiene do sono, recomendo retirar o televisor do quarto. Lembre-se: a exposição à luz azul e verde interfere na qualidade do sono; além disso, assistir à televisão logo antes de dormir pode deixar você acelerado, quando na verdade precisa de um ambiente calmo e relaxante. Use a cama apenas para sono e sexo. O computador de trabalho e qualquer material que faça parte de seus hobbies podem ficar na sala. Como você quer associar a cama ao relaxamento, remova tudo o que possa atrapalhar.

Se você acorda várias vezes para ir ao banheiro, limite a quantidade de água que bebe antes de se deitar. Se possível, evite cochilos longos durante o dia para estar cansado à noite. Tenha um colchão confortável. Se o seu parceiro de cama ronca feito um urso, compre protetores auriculares – são eficazes e não têm os efeitos colaterais do zolpidem. Você tem mais controle do que imaginava sobre seu ambiente de dormir; é disso que trata a higiene do sono. Melhorar a higiene do sono é a estratégia de autocuidado mais fácil para dormir melhor e recuperar sua saúde mental.

Crie um ritual para a hora de dormir

Todos temos nossos rituais. É bem provável que você já tenha um ritual matutino, uma série de hábitos ou atividades regulares que ajudam você a começar bem o dia. Talvez você ligue a cafeteira, tome um banho ou faça algumas flexões logo ao sair da cama para fazer o sangue circular. Esse tipo de ritual nos ajuda a despertar e nos colocar em movimento, sobretudo naquelas manhãs em que preferiríamos acionar o botão soneca.

Quando pensamos nos hábitos matinais, fica fácil ver por que tanta gente se beneficia de um ritual relaxante para terminar bem o dia. Assim como precisa de alguns minutos para funcionar pela manhã, você também precisa de tempo para relaxar no fim do dia. Dê esse tempo a si mesmo. Para algumas pessoas, esse ritual pode incluir uma meditação noturna. Outras podem tomar um banho quente antes de se deitar. Outras ainda leem um capítulo de um livro (preferencialmente em papel) enquanto tomam uma xícara de chá de ervas sem cafeína. E outras ainda incluem os preparativos para o dia seguinte: escolhem a roupa que vão usar, adiantam alguns itens do café da manhã, fazem o que for necessário para facilitar as primeiras horas (e não esquecerem nada). O ritual deve funcionar para você, ajudando-o a se acalmar e preparar o clima para o sono. Seja como for, faça dele uma parte da rotina diária, para que seu corpo e sua mente saibam que está na hora de desacelerar e se preparar para o repouso.

Relaxamento muscular progressivo

Algumas pessoas acham difícil adormecer por causa da ansiedade que se manifesta fisicamente como tensão em algum ponto do corpo. Nesses casos, recomendo o relaxamento muscular progressivo.

Para começar, deite-se e se espreguice para ficar confortável. Então, ao inspirar, contraia um grupo muscular durante dez segundos. Ao expirar, pare de contrair esses músculos e permita que relaxem plenamente. Respire algumas vezes e passe ao grupo muscular seguinte. A maioria começa pelas mãos, passa para os braços e depois vai subindo até os ombros. Faça o mesmo com os pés, as pernas e o quadril; com o abdômen, o peito, as costas. Não se esqueça dos músculos do rosto e do pescoço.

Depois de contrair e relaxar cada um dos grupos musculares,

às vezes é bom se concentrar na diferença que você sente entre os dois estados – o retesado e o relaxado. Se os músculos ainda estiverem tensos, você pode repetir o processo uma segunda e até uma terceira vez – o quanto for necessário para ajudar o corpo a liberar o excesso de estresse ou ansiedade física.

Exercício respiratório

Provavelmente, você se lembra da respiração 4-7-8 do capítulo anterior. Para aproveitar esse tranquilizante natural, deite-se na cama e feche os olhos. Então inspire pelo nariz enquanto conta até quatro, prenda o fôlego suavemente contando até sete e solte o ar pela boca contando até oito. Repita quantas vezes quiser.

Embora a respiração 4-7-8 seja fácil de lembrar, você pode pôr o corpo num estado mais relaxado até uma ou duas horas antes de se deitar com qualquer exercício respiratório que inclua expirações mais longas que a inspiração. Soltar o ar por mais tempo ajuda a ativar o sistema nervoso parassimpático e deixa o corpo num estado mais calmo.

Yoga nidrá

Acredita-se que o yoga nidrá tenha nascido na Índia há milhares de anos. Na década de 1970, essa técnica foi popularizada pelo mestre indiano Swami Satyananda Saraswati e adaptada nos Estados Unidos pelo psicólogo Richard Miller, que a batizou de iRest. O nidrá é uma prática yóguica de meditação que ajuda o corpo a se preparar para dormir. Não é o tipo de yoga que envolve posturas físicas vigorosas. Na prática de yoga nidrá, você fica o tempo todo deitado de barriga para cima, em *shavasana*, a postura do cadáver, enquanto o instrutor conduz uma meditação guiada altamente relaxante.

Muitos estúdios de yoga oferecem sessões de nidrá – em geral a última aula da noite. Mas também é possível praticá-la em casa – talvez até com o auxílio de algum aplicativo de meditação. Há indícios de que fazer onze minutos de meditação nidrá antes de se deitar reduz o estresse geral, melhora a qualidade do sono e aumenta o bem-estar.[18]

Se você experimentar o nidrá uma vez e achar difícil se acomodar, entendo. Minha primeira experiência, que supus que seria fácil – afinal, não precisaria ficar de cabeça para baixo, para variar –, foi bem mais desafiadora do que eu esperava. Eu ainda era psiquiatra residente e, no fim de um longo dia, corri para o estúdio, pelo meio do engarrafamento, para encontrar a minha esposa lá e fazermos a aula juntos. Quando entrei, minutos antes de a sessão começar, meus pensamentos já tinham sido dominados pela montanha de coisas que eu precisava resolver no trabalho. No começo da sessão, eu estava deitado de barriga para cima e tentava *com toda a força* relaxar.

Como não estava mexendo o corpo e a instrutora sugeriu que tentássemos não dormir, que deveríamos deixar o sono para quando chegássemos em casa, eu me senti preso ali com minhas ruminações ansiosas, sem ter para onde fugir. Precisei fazer um esforço consciente para admitir que um pouco de ansiedade não iria me matar. Assim, com os olhos da mente, visualizei tudo que eu precisava fazer na forma de uma nuvem no céu e, embora meu céu imaginário começasse cheio delas, observei-as à medida que passavam flutuando. Logo tive a sensação de que estava num sonho, mas ainda acordado. Foi bizarro, mas uma das sensações mais gostosas que já tive.

Podem ser necessárias algumas experiências de nidrá para você sentir que realmente está aproveitando a técnica; portanto, não desista. Naquela primeira noite, por mais torturante que a aula tivesse sido, dormi como uma pedra.

CAPÍTULO 8

ENTRE EM CONTATO COM SEU SER ESPIRITUAL

Não somos seres humanos tendo uma experiência espiritual. Somos seres espirituais tendo uma experiência humana.
– PIERRE TEILHARD DE CHARDIN

O que você pensa da espiritualidade? Essa é uma daquelas perguntas que adoro fazer a meus pacientes, porque quase sempre leva a discussões mais profundas sobre conexão, propósito e o significado da vida. As conversas sobre espiritualidade podem ser ricas, instigantes e desafiadoras. Em geral, o modo como nos entendemos como seres espirituais depende em grande medida de nosso histórico e das nossas experiências de vida.

Quando sugiro que a espiritualidade é um pilar importante do autocuidado para a saúde mental, não é raro que o indivíduo sentado à minha frente sorria educadamente e afirme: "Ah, mas não sou religioso."

É inegável que a religião é uma forma de espiritualidade que toca fundo em muita gente, mas essa é apenas uma das suas manifestações. Talvez a religião toque fundo em você, talvez não. Sejamos ou não religiosos, a espiritualidade pode ser útil, porque nos ajuda a apreciar a natureza interdependente da experiência humana. Ela nos permite entender que nenhum de nós caminha sozinho pela vida e nos ajuda a ter uma sensação de conexão.

Alguns encontram essa conexão na igreja todos os domingos, na companhia de uma comunidade de fiéis; outros a encontram num centro de meditação. Um de meus pacientes me disse que fazer longas caminhadas e estar em contato com a natureza o ajuda a entrar em contato com seu ser espiritual.

Dito isso, a espiritualidade e a medicina têm uma história complicada. Volte no tempo e você verá que a cura e a espiritualidade evoluíram desde a aurora da humanidade. Os antigos médicos gregos não prescreviam apenas um cataplasma para uma ferida infeccionada; eles também faziam com que o paciente rezasse e fizesse sacrifícios aos deuses certos para conseguir um retorno rápido e indolor à boa saúde. Avancemos uns mil anos até a Idade Média e você verá que os médicos trocaram o politeísmo por um só Deus onisciente, pelo menos no continente europeu, mas ainda recorriam tanto às orações quanto às mais recentes práticas de sangria para tratar os pacientes. Até hoje, com os avanços da medicina que nos proporcionaram terapias e medicamentos novos e extraordinários, a maioria dos médicos acredita que há um elemento espiritual na cura e no bem-estar.

Durante uma pesquisa com médicos, na imensa maioria das respostas, os participantes afirmavam ser religiosos ou espiritualizados, e 20% deles disseram que sua espiritualidade tinha contribuído para escolherem a carreira da medicina.[1] A espiritualidade e o tratamento de saúde sempre estiveram e continuam a estar entrelaçados. E isso também vale para os cuidados com a saúde mental.

Neste capítulo, discutiremos como a espiritualidade ajuda nesse sentido. Entrar em contato com seu ser espiritual não significa apenas encontrar Deus. Trata-se de entender quanto a espiritualidade – na forma que funcionar melhor para você – é necessária para a sua saúde mental. É importante notar que a espiritualidade, como prática de autocuidado, não precisa estar relacionada a nenhum tipo de religião organizada, mas pode estar. Você vai conhecer minha experiência desde a infância na Igreja Cristã e como a fé foi um fator importante para que eu encontrasse meu propósito. Não quero que você se agarre à ideia de que, se não for religioso, a espiritualidade não é para você. Em vez disso, como você verá, há vantagens distintas em aceitar esse aspecto da experiência humana, mesmo para a mente mais secular. Os ganhos são inúmeros: a espiritualidade pode oferecer noção de comunidade, sensação de propósito e uma conexão mais forte com o mundo que nos cerca – e tudo isso é benéfico para nossa saúde mental e nosso bem-estar.

O que é espiritualidade?

Como espiritualidade pode ter muitos significados, talvez seja difícil entender exatamente do que estamos falando. O dicionário Merriam-Webster diz que a palavra *spiritual* significa "algo relacionado a, consistindo em ou afetando o espírito; incorpóreo".[2] Desça um pouco mais e verá que *spiritual* também é definido como "algo relacionado a valores religiosos" ou "relativo a seres ou fenômenos sobrenaturais". Mesmo num guia confiável de referência internacional, a espiritualidade tem bastante fluidez. Em meu ponto de vista, isso é bom, porque significa que a espiritualidade é uma ferramenta que todos podem usar, seja qual for seu sistema de crenças.

No entanto, para compreendermos como a espiritualidade se conecta à saúde mental precisamos fazer um exame mais atento. A Dra. Maya Spencer, da Faculdade Real de Psiquiatria do Reino Unido, foi capaz de aperfeiçoar essa definição tão flexível. "A espiritualidade", escreve ela, "envolve o reconhecimento de um sentimento, sensação ou crença de que há algo maior do que eu, algo além da experiência sensorial na vivência humana, e que o grande todo do qual fazemos parte tem natureza cósmica ou divina".[3]

Acolher sua espiritualidade significa aceitar que você tem valor e que sua vida importa. Significa também admitir que sua vida faz parte de algo maior do que você. Spencer diz que a espiritualidade incorpora temas universais, como amor, compaixão, altruísmo, sabedoria e verdade – os atributos que contribuem para a nossa humanidade mais elevada. Viver com espiritualidade não é só apreciar o propósito mais elevado ensinado por muitas denominações religiosas. Também inclui apreciar o propósito mais amplo que pode existir não acima, mas em torno de você. Quando perguntei ao Dr. Anoop Kumar, médico e influenciador da medicina mente-corpo, sobre a importância da espiritualidade, ele me disse que a palavra pode ser meio carregada, mas que, na verdade, trata-se de viver com atenção consciente. "É viver com uma variedade maior de experiências ligadas à própria identidade, ao mundo e à relação entre os dois. É o que conecta o físico e o mental, cruzando as fronteiras do outro e do eu", explicou.

A palavra "espírito" vem do latim *spiritus*, "sopro" e Kumar explica que o sopro é singular porque conecta o corpo com o ser, o eu interior. As técnicas de respiração que discutimos no capítulo 6 são caminhos para essa conexão. Você pode ver que os pilares do autocuidado são interdependentes; usar uma estratégia ajuda você com a outra. Durante a inspiração, o diafragma se move para abrir espaço para o ar, mas não é só isso que acontece, porque a respiração é algo mais complexo do que uma mera troca de ar.

"Quando respiramos, importantes aspectos fisiológicos e anatômicos estão envolvidos: o tamanho do peito realmente muda", disse ele. "Mas a respiração também afeta a disposição mental. Pacientes que respiram de forma rápida e superficial têm uma maior probabilidade de estarem ansiosos do que os que respiram devagar e profundamente. De certa forma, nossa respiração é como um espaço intermediário que conecta anatomia, fisiologia e psique. É exatamente isso que a espiritualidade também é;

ela ultrapassa as fronteiras físicas e mentais, do outro e do eu, e quem é sensível a isso, de certo modo, é espiritualizado, quer aceite essa palavra, quer não."

Além disso, muitas práticas espirituais têm um forte componente social. Um determinado conjunto de crenças, seja sob a forma de uma religião organizada, seja como prática específica de atenção plena, pode reunir pessoas com ideias semelhantes de modo a ajudá-las a se conectar e a se apoiar entre si. Essa sensação de pertencimento a algo maior oferece alguma proteção à saúde mental. Ela pode contribuir para assegurar que as pessoas não estão sozinhas, além de lhes dar uma noção de propósito em termos do papel que desempenham ao apoiar os outros em sua comunidade. A espiritualidade também nos ajuda a aceitar a ideia de que todos fazemos parte de algo maior do que nós.

Quando mergulho mais fundo na conversa sobre espiritualidade com meus pacientes, logo fica claro que essas respostas rápidas do tipo "não sou religioso" não são o fim da história. A maioria das pessoas encontra formas únicas de atravessar as fronteiras de que Kumar fala e, assim, obter uma proteção extra para sua saúde mental. Um de meus antigos pacientes, um homem com mais de trinta anos de sobriedade, encontrou uma comunidade de ideias semelhantes nas reuniões semanais dos Alcoólicos Anônimos. No processo, ele também descobriu a fé. "Minha relação com Deus tem sido importantíssima para eu me manter sóbrio", contou. "Mas a comunidade, as pessoas e a igreja também, porque todas elas me cobram. Não quero decepcioná-las."

Outra paciente, uma mulher de 50 e poucos anos, não acredita em Deus no sentido tradicional, mas foi apresentada ao yoga num retiro do trabalho e descobriu que, para ela, desenvolver sua própria prática era uma experiência espiritual. A combinação de autoconsciência, respiração, movimento e comunidade a ajudou a encontrar um propósito na vida.

Quando se examina com mais atenção o que a religião oferece à saúde mental, percebe-se que as escrituras, a oração e a fé na salvação são ideias com as quais as pessoas religiosas se conectam de maneira pessoal e profunda. Essa conexão traz calma e paz. E ajuda a viver e agir com propósito.

Assim, muitas conversas que tenho com homens e mulheres que enfrentam doenças mentais se concentram na ideia de que estão "perdidos" ou tentam descobrir o que *deveriam* estar fazendo na vida. Compreendo que esse sentimento pode ser perturbador. O que complica ainda mais a questão é que, ainda que acredite entender seu propósito, você pode se sentir incapaz ou despreparado para cumpri-lo – seja uma mudança de carreira, seja a decisão de formar uma família. Com isso em mente, a religião *pode* criar um ambiente em que aceitar seu propósito se torna um pouco mais fácil, porque muitas delas aderem à crença de que o propósito na vida é o que Deus nos dá. Você não precisa necessariamente encontrá-lo sozinho nem saber qual ele é para que sua vida tenha valor. Em vez disso, você escuta o que Deus lhe manda fazer e encontra consolo em saber que vive e age de acordo com Sua vontade, confiando que Ele lhe dará os recursos e habilidades de que precisa. É a crença inequívoca de que a vida, em última análise, dará certo, não importa como você se sente hoje.

Quando adolescente, recebi uma carta inesperada e lindamente escrita de uma amiga da família, mulher de profunda fé cristã. No fim da carta, ela escreveu um versículo da Bíblia: "Porque eu bem sei os pensamentos que tenho a vosso respeito, diz o Senhor; pensamentos de paz, e não de mal, para vos dar o fim que esperais."[4] Essas palavras tocaram tão fundo dentro de mim, mudando minha forma de ver o propósito, que comecei a entendê-lo como uma força de atração semelhante à gravidade. Ele nos empurra na direção que devemos seguir; não é uma profecia autorrealizável que criamos por conta própria. Podemos criar turbulência na vida quando lutamos contra o nosso propósito, o ignoramos ou o atrapalhamos.

Quantas vezes você lutou e se esforçou por algo que na verdade nem queria? Ou fez o que achava que esperavam de você, em vez do que deveria fazer? Comecei a ver o propósito como o processo de encontrar paz e aceitação no caminho que é só meu, seja ele qual for, e acreditei verdadeiramente que a aceitação levaria à felicidade.

Naquelas manhãs em que as dúvidas sobre mim mesmo devastavam a minha mente e eu não conseguia encontrar disposição nem para sair da cama, eu repetia esse versículo em voz alta, o escrevia ou meditava sobre ele – tudo que eu pudesse fazer que me permitisse viver com essas palavras, convidá-las a mudar meu modo de pensar, sentir e me comportar. Essas palavras me ajudaram a entender que, enquanto estivesse vivo, eu tinha valor. Havia uma razão para eu ainda existir e minha vida tinha seu propósito, mesmo que eu ainda não entendesse plenamente qual era. Com o tempo, esse trecho das escrituras se tornou um tipo de mantra pessoal. Ajudou a me inspirar e me manter seguindo em frente, em vez de aceitar as inverdades que a depressão me dizia.

Por fim, o yoga também me ajudou a entender que a respiração e o movimento são um canal para a espiritualidade como forma de autocuidado para a saúde mental. Principalmente quando praticamos com outras pessoas, há um ritmo envolvido: a sincronia de movimento e respiração me ajudou a vivenciar um senso de comunidade e me permitiu ver como me encaixar nela. Minha experiência no estúdio de yoga e as inúmeras histórias que ouvi em minha atuação como psiquiatra me fizeram entender que, com ou sem religião, a espiritualidade é importante para a saúde mental. Ela oferece uma estrutura que contribui para dar direção e significado à vida.

Embora eu encontre conexões espirituais na fé e no yoga, há muitas outras maneiras de nutrir o espírito e encontrar o propósito na vida. Você pode encontrá-lo numa carreira gratificante, no conforto da família, na riqueza de ser voluntário. Talvez até perceba que sente uma conexão misteriosa com seu eu interior e o mundo ao seu redor quando está em meio à natureza. Compreendo. Fiz minha primeira viagem à África do Sul com 20 e poucos anos, e ficar na brisa em Cape Point, fitando o abismo azul-leitoso do Oceano Atlântico, foi uma das experiências mais espirituais que já tive. Alguns acham que mergulhar na mais recente busca científica de significado os conecta consigo mesmos e com o universo. Você pode encontrar conexão espiritual na energia incontrolável de um show de música. Não há uma abordagem que sirva para todos. Há o que dá certo para você. O importante é ter consciência de como o que você escolhe fazer lhe permite se conectar consigo e com o mundo à sua volta; é disso que trata a espiritualidade.

Ciência versus espiritualidade

É fácil desdenhar da espiritualidade e não considerá-la uma intervenção legítima de autocuidado para a saúde mental. Afinal de contas, temos muitas ferramentas e técnicas inovadoras para sondar a mente. Por que incorporar um conceito tão abstrato quanto a espiritualidade? Fica quase parecendo que ciência e espiritualidade são categorias paralelas que, como óleo e água, jamais se misturam.

Kumar sugere que ciência e espiritualidade têm mais coisas em comum do que se pensa. "Em geral, pensamos que a ciência se refere ao campo objetivo da experiência e a espiritualidade, ao subjetivo", explicou. "Mas a espiritualidade é um processo de criação de hipóteses, experimentação e integração. Recebemos crenças, as transformamos em hipóteses que testamos e, depois, as aceitamos ou rejeitamos. Francamente, não vejo muita diferença entre ciência e espiritualidade, pois ambas se referem à busca do ser humano para entender o que acontece – como interajo com essa vasta diversidade de experiências e o que elas significam? É um modo de investigar o mundo, só que usando a mente e os instrumentos da percepção, e não microscópios, telescópios e outros equipamentos."

Por meio dessas hipóteses e desses experimentos, a espiritualidade pode guiá-lo à medida que você procura seu propósito na vida e seu lugar no mundo. Pode ajudá-lo a superar tanto os pequenos contratempos da vida quanto as situações mais desafiadoras, e torná-lo mais sensível às consequências de suas ideias, escolhas e experiências. Também pode ajudá-lo a desenvolver mais resiliência diante do estresse.

"É comum nos ensinarem, nesta cultura do mundo moderno, que há você e o mundo: duas entidades distintas", disse Kumar. "Mas é preciso descobrir como se orientar neste mundo. Essa é uma grande parte da vida. A espiritualidade ajuda a mostrar que essas entidades não são diferentes e constituem expressões da mesma coisa. Quando exploramos camadas mais profundas de nossa identidade, podemos nos integrar ao mundo de maneira muito mais fluida, de forma a sermos mais abertos, mais criativos e menos receosos de experimentar ideias novas."

O contato com a espiritualidade permite que você tenha mais recursos ao seu dispor para ajudá-lo a se orientar no mundo, esteja ou não enfrentando uma doença mental. Ao fazer da prática espiritual uma parte de seu regime de autocuidado, é provável que você descubra que tem uma variedade maior de ferramentas para se sentir mais integrado a si mesmo e ao mundo que o cerca.

O espantoso poder da oração

Vários anos atrás, uma moça chamada Cara veio ao consultório. Era uma veterana das forças armadas que enfrentava o TEPT depois de várias missões no Iraque. Apesar dos traumas, ironicamente, era Cara quem *me incentivava*, dizendo que os pesadelos recorrentes acabariam indo embora. Quando lhe perguntei de onde vinha essa certeza, ela sempre me dizia que era da fé – sua crença em Deus e no poder da oração lhe dava confiança absoluta. Eu também esperava que ela logo conseguisse dormir a noite toda sem acordar ou ir até o supermercado sem se apavorar toda vez que alguém atrás dela deixasse cair as chaves. Receitei-lhe um medicamento para pesadelos e um antidepressivo para reduzir os sintomas. Ela também estava na lista de espera da terapia cognitiva processual do hospital-escola local, um programa intensivo de doze semanas para pacientes com TEPT.

Embora me dissesse que a medicação ajudava um pouquinho, ela sempre atribuía o maior benefício à vida espiritual. Isso é importante, porque a taxa de remissão do TEPT com o uso de inibidores seletivos da recaptação de serotonina – os ISRS, antidepressivos normalmente receitados em casos assim – é bem baixa, da ordem de 20% a 30%.[5] Na verdade, as evidências científicas sustentam que a espiritualidade tem o potencial de servir de proteção contra a depressão e o TEPT, mas a relação é complexa e nem todos os estudos chegaram à mesma conclusão.[6] Médicos e pesquisadores não sabem exatamente o que torna a espiritualidade tão benéfica, e essa incerteza abre muito espaço para especulações.

A espiritualidade talvez ajude a proteger da doença mental por instilar um nível de esperança que seria difícil encontrar sem uma conexão espiritual profunda. Ela também aumenta a probabilidade de se envolver com estratégias de enfrentamento adaptativas (como iniciar uma prática de yoga, dedicar-se a meditação e orações ou participar de um culto religioso semanal), que trazem ainda mais benefícios à saúde mental. Vários pacientes com que trabalhei creditavam à fé a melhora de sua saúde mental, fosse ela relacionada a cristianismo, islamismo, budismo, hinduísmo ou a qualquer outra prática religiosa.

Para entender melhor a interseção entre religião, oração e saúde mental, fiz contato com Blake Wilson e sua esposa, a Dra. Ronique Wilson, que conheço há décadas. Eles formam uma dupla dinâmica em Houston, no Texas. Blake é pastor da igreja Crossover Bible Fellowship e Ronique, psicóloga e diretora de ministério do Wise Women Project. Os dois trabalham incansavelmente para tornar a saúde mental uma prioridade nos ministérios que comandam. Quando lhes perguntei por que a religião pode ser uma vantagem para algumas pessoas que sofrem de depressão e ansiedade, Ronique disse que um sistema de crenças estruturado oferece ao fiel vários benefícios importantes.

"Primeiro, a religião oferece uma sensação de controle. As doenças mentais, muitas vezes, surgem repentinamente, o que dá uma sensação de falta de controle", disse ela. "As práticas de fé costumam oferecer às pessoas diretrizes para se orientar na vida. Elas nos dizem como lidar com situações difíceis e nos dão um arcabouço para encararmos e vermos as situações positivas da vida também. Quando aplicamos essas práticas numa crise de saúde mental, recebemos um pouco dessa sensação de controle de volta e desenvolvemos formas de enfrentamento melhores."

Além disso, a Dra. Wilson acrescentou que a religião organizada oferece uma estrutura robusta para traçarmos maneiras de ter uma vida boa. Enquanto as condições que afetam negativamente a saúde mental podem levar a comportamentos mais destrutivos, com essa estrutura a pessoa consegue avançar rumo a uma vida mais construtiva. Por exemplo, se a fé da pessoa lhe diz que participe de eventos religiosos e interaja com os outros dentro da igreja, talvez ela consiga superar o isolamento ou comportamentos pouco saudáveis para lidar com o problema, como o uso intenso de bebidas alcoólicas ou ruminações negativas. Parece irrelevante, mas às vezes são essas pequenas coisas que fazem a máxima diferença quando se busca o caminho da cura.

Outro ritual poderoso que a religião incentiva é ter uma vida de oração. Por crescer na igreja, fui apresentado à oração bem cedo como modo de me comunicar com Deus e de reduzir a dor física e emocional. Muitas igrejas ensinam que, além de aprofundar a relação com Deus, a oração traz respostas às nossas perguntas mais prementes. A ideia é que, ao se comunicar diretamente com Ele e pedir ajuda, você tem um pouco mais de facilidade em se livrar das preocupações e das ruminações ansiosas.

Fora dos construtos religiosos, a ideia do "desapego" é encontrada no tratamento convencional de saúde mental na forma da aceitação radical – uma ideia popularizada pela psicóloga Marsha Linehan. É muito usada como tema da terapia comportamental dialética, metodologia baseada em evidências para tratar depressão, impulsividade e transtorno da personalidade borderline. A aceitação radical significa o reconhecimento sincero de que há algumas coisas que podemos controlar, como nossa reação ao que acontece no ambiente, e outras que não podemos, como as ações das pessoas que nos cercam. Em vez de investir todo o tempo e energia tentando controlar o que não pode, concentre essa energia em controlar o que pode.

A oração religiosa oferece um modo direto de aceitar radicalmente as coisas que não podemos controlar creditando-as a um poder maior. Existe uma ideia semelhante na filosofia védica. O yoga em si não é uma religião, mas uma prática que incorpora elementos do hinduísmo, do budismo e do jainismo. A palavra sânscrita *aparigraha* é muito usada no yoga. É o último yama (ou diretriz moral) dos oito membros do yoga de Patânjali – um conjunto de instruções das antigas escrituras do yoga para viver com significado e propósito. *Apárigraha* pode ser traduzido como "não acumular". Pense nisso como o processo de se "desapegar" de qualquer coisa, como bens materiais, pensamentos, sentimentos ou emoções que não servem ao nosso bem maior – como o ciúme ou um espírito vingativo. A Bhagavad Gita, uma das escrituras tradicionais do hinduísmo, afirma: "O yogue deve sempre concentrar a mente mantendo-se sozinho, num lugar isolado, com a mente e o corpo controlados, livres de expectativas e livres do desejo de adquirir."[7]

A oração é um elemento fundamental de muitas religiões para conectar o eu interior com um poder mais elevado e se desapegar daquilo que não lhe serve. A oração não é praticada apenas numa igreja física nem está confinada às paredes de um templo. É uma prática diária que ajuda as pessoas religiosas a administrar os altos e baixos da vida cotidiana. Há quem diga que ela nos ajuda a suportar aqueles momentos mais desafiadores que todos temos na vida. O pastor Wilson explicou de que modo o cristianismo aborda a relação entre oração e saúde mental: "A Bíblia diz, em Filipenses, capítulo 4: 'Não estejais inquietos por coisa alguma; antes as vossas petições sejam em tudo conhecidas diante de Deus pela oração e súplica, com ação de graças.' O apóstolo Paulo cita a questão da ansiedade – de como as pessoas se sentem ansiosas e preocupadas. Mas Paulo diz que uma das coisas que devemos fazer, em vez de nos preocupar, é usar a oração e contar com essa fonte mais elevada na vida."

De acordo com a fé cristã, a oração pode trazer uma sensação de conforto e paz que vem diretamente de Deus. Mas, como se vê, a ciência também tem sua explicação. Os cientistas descobriram que a oração religiosa tem o poder de operar mudanças reais nos processos fisiológicos do corpo em resposta ao estresse.

Pesquisadores da Universidade de Aarhus, na Dinamarca, investigaram a relação entre oração e dor física.[8] Recrutaram participantes religiosos e não religiosos para um estudo em que todos foram expostos a um estímulo doloroso e precisavam classificar a intensidade da dor, o desejo de alívio e a ansiedade numa escala padronizada. Os investigadores estavam interessados em conhecer o efeito que a oração podia ter sobre essas classificações. Numa situação, disseram aos participantes que podiam orar silenciosamente a Deus durante o estímulo, desde que incluíssem a frase "Querido Deus, oro para que o senhor me ajude a aliviar a dor e me dê boa saúde" pelo menos uma vez. Na segunda situação, pediu-se aos participantes que orassem outra vez, mas agora de forma secular, dirigindo a oração a um sujeito aleatório chamado Sr. Hansen.

Como se pode imaginar, rezar para o Sr. Hansen, religioso ou não, parece meio ridículo, e, como esperado, não adiantou muito para reduzir a percepção de dor. Mas, quando examinaram o efeito da oração religiosa, os pesquisadores observaram que a classificação da dor e a reação dos participantes ao estresse diminuíram. A oração religiosa reduziu em mais de um terço tanto a intensidade da dor quanto a classificação de desconforto nos indivíduos que se identificavam como religiosos. Notadamente, a diminuição da dor induzida pela oração foi corroborada pela queda da frequência respiratória, indicando que a oração ajudava a promover mudanças fisiológicas que facilitavam o controle dessa experiência desagradável.

Num estudo posterior, os pesquisadores dinamarqueses decidiram examinar o que acontecia no cérebro quando a pessoa religiosa orava enquanto sentia dor. Vinte e oito protestantes devotos que se inscreveram no estudo receberam estímulos elétricos dolorosos de intensidade variada enquanto, ao mesmo tempo, eram acompanhados por um tipo especial de exame, a ressonância magnética funcional (RMf), que mede o metabolismo do oxigênio no cérebro. Em certo sentido, a RMf nos permite ver as regiões do cérebro que "se acendem" em resposta a sensações físicas, pensamentos ou sentimentos específicos, como a dor. Os pesquisadores constataram que a classificação da intensidade e do desconforto da dor se reduziram quando os participantes do estudo se dedicaram à oração religiosa; eles já tinham conhecimento disso por causa do estudo anterior. Mas, quando examinaram os padrões de ativação cerebral, notaram uma atividade neural reduzida na rede parietofrontal do cérebro, área envolvida na modulação da experiência dolorosa. Isso significa que a oração tem o potencial de causar mudanças no modo como o corpo reage à dor e, em última análise, resultar numa experiência menos dolorosa.

Falamos muito da dor física, mas também há indícios de que a oração funciona de forma semelhante quando se trata do trauma e da dor emocional. As mesmas mudanças fisiológicas que têm o poder de diminuir a experiência da dor física fazem bem à mente em relação às experiências emocionais estressantes. Diversos estudos mostraram que a oração traz benefícios ao tratamento de doenças mentais como ansiedade e depressão[9] e está associada ao aumento do otimismo relativo à melhora e a estratégias saudáveis de enfrentamento.[10]

E se você não for religioso? Será que quem segue uma religião tem uma vantagem inerente no âmbito da saúde mental sobre quem não segue? A resposta a essa pergunta é não. A religião não protege automaticamente contra o surgimento de uma doença mental e não pressupõe que, se você tiver uma, será mais fácil tratá-la. É inegável que algumas religiões incentivam o uso de ferramentas úteis, como a oração, mas elas precisam ser acessadas para funcionar. Há uma relação complicada entre religião e saúde mental, e nem todas as igrejas priorizam a saúde mental como a do pastor e da doutora Wilson. Como qualquer outro remédio ou ferramenta de autocuidado, é preciso se dedicar para que a vantagem da religião faça efeito. Espiritualidade e religião não são a mesma coisa. Se não é religioso, você só precisa encontrar outro meio de explorar sua espiritualidade. Um modo de fazer isso é com a prática da meditação. Já ficou comprovado que essa é uma forma de espiritualidade cujos benefícios, semelhantes à oração, reduzem a percepção da dor física e emocional. Embora monges budistas consigam obter com as práticas meditativas o mesmo tipo de vantagem para a saúde mental, um estudo realizado em Taiwan demonstrou que a meditação da atenção plena, sem vinculação religiosa, produziu mudanças cerebrais similares àquelas da oração religiosa.[11] A prática da meditação reduz a percepção da dor física e mitiga o tipo de ruminação ansiosa característica de doenças mentais como a depressão.[12] A pequena amostra dos estudos e os resultados conflitantes limitam o selo de aprovação inequívoco dos especialistas para o uso da atenção plena no autocuidado de saúde mental, mas o risco é baixo e as possíveis recompensas são abundantes. Recomendo-a a todos os meus pacientes, e é uma prática que incentivo você a explorar também.

Meditação da atenção plena

O que contribui para a eficácia da oração e da meditação é que as duas exigem atenção consciente. O ato de orar costuma ser praticado num espaço tranquilo ou sagrado e exige que estejamos conectados com a nossa experiência do momento presente, sem distração nem interferência externa. Durante a oração, a pessoa fica totalmente concentrada em se conectar com Deus e isso inclusive pode induzi-la a um estado de consciência elevada.

Do mesmo modo, na prática de meditação você pode se sentar

em silêncio ou se deitar de barriga para cima. Certos tipos de meditação, como a transcendental, usam mantras silenciosos, que podem ser uma palavra ou uma frase – algo semelhante àquele versículo que acabei adotando para a minha vida. É o que lhe dá o tipo de sensibilidade, como diz Kumar, que lhe permite conectar-se melhor com o mundo ao seu redor. Essa é uma das razões pelas quais a espiritualidade, na forma com que você mais se identificar, pode ajudar a administrar melhor a saúde mental no dia a dia.

A meditação também causa mudanças distintas no funcionamento do cérebro. Quando compararam a atividade cerebral de monges tibetanos que praticavam meditação regularmente com a de pessoas que nunca haviam meditado, os pesquisadores da Universidade Carnegie Mellon observaram que o cérebro dos monges funcionava de um modo um pouco diferente.[13] Décadas de meditação haviam reduzido a atividade da chamada *rede de modo padrão*, à qual gosto de me referir como a "mente da mente".

A rede de modo padrão consiste em áreas do cérebro, como o córtex pré-frontal medial, o córtex cingulado posterior e o giro angular, envolvidas na regulação do humor e das emoções. Quando você está desperto, mas sem fazer nada significativo, como quando devaneia ou está caminhando, a rede de modo padrão fica mais ativa. Acredita-se que problemas em seu funcionamento contribuam para doenças mentais como Alzheimer, depressão, ansiedade e TDAH.

Quanto mais tempo os monges haviam se dedicado ativamente às práticas meditativas, menos ativa era sua rede de modo padrão. Isso significa que, quando você começa a meditar, a mente da sua mente pode causar ainda mais distrações ou ser realmente irritante – como o que aconteceu comigo em minha primeira experiência de yoga nidrá. No entanto, com mais tempo e prática, aquela voz importuna na sua cabeça e as ruminações ansiosas vão se calando cada vez mais. Apreciar a importância da espiritualidade, religiosa ou não, como prática de autocuidado para a saúde mental ajudará você a desenvolver mais recursos para se orientar no mundo, controlar o estresse e reduzir a dor física e emocional.

Ciência e fé

Por mais que haja uma forte ligação entre a espiritualidade e a medicina, algumas igrejas e práticas religiosas insistem em sugerir que a doença mental só pode ser tratada dentro da própria igreja. A medicina convencional não deixa de ter sua parcela de culpa, porque às vezes parece que ciência e fé se contradizem, e os médicos hesitam em conversar sobre esse assunto com os pacientes. Um mito comum é que a maioria dos médicos não acredita em Deus. Numerosas pesquisas mostraram que a maioria dos médicos na verdade acredita em Deus[14] e que muitos deles se consideram religiosos.[15]

No entanto, ainda há áreas em que medicina e religião parecem entrar em conflito quando se trata da causa da doença mental e do melhor tratamento. Do período medieval até o início da idade moderna na Europa Ocidental, a possessão demoníaca era amplamente considerada a causa da doença mental.[16] Durante a Idade Média, os exorcismos eram o tratamento mais aceito para o comportamento errático dos "endemoniados".[17] Hoje, muitos líderes religiosos combatem a afirmação falaciosa de que a doença mental resulta do pecado. Centros acadêmicos como o Laboratório Muçulmano de Saúde Mental da Universidade Stanford também incorporaram programas para compreender melhor a relação singular entre fé religiosa e saúde mental.[18] A Associação Americana de Psiquiatria abriga uma Parceria Comunitária de Fé e Saúde Mental para promover o diálogo entre líderes religiosos e psiquiatras.[19]

"Durante muito tempo, a Igreja não considerou a saúde mental uma preocupação legítima", disse a Dra. Ronique Wilson. "Nós a ignoramos e a transformamos em uma questão de fé. Quando interage com alguém com diagnóstico de hipertensão, diabetes ou câncer, você não lhe diz que pare de tomar os remédios. É porque você acredita que o medicamento tem o propósito de resolver o problema existente. Mas, quando há um problema de saúde mental, é muito comum as pessoas ouvirem que não precisam de remédios, de terapia nem de internação, porque, para terem uma melhora em seu estado mental, basta quererem."

Ela e o pastor Wilson concordam que os líderes religiosos têm uma oportunidade sem igual de instruir sua congregação sobre saúde mental. Eles podem alcançar pessoas de todas as esferas para explicar por que, em tempos de crise, a oração ajuda, mas que para muitos seria bom buscar a orientação de um profissional qualificado em saúde mental.

Sou testemunha da importância do trabalho conjunto das igrejas e dos profissionais de saúde mental. Certa vez, uma moça afro-americana que passava por um episódio psicótico foi internada na clínica psiquiátrica onde eu trabalhava. Estava muito mal, com delírios de perseguição; sentia-se insegura e ouvia vozes. Embora quisesse que a equipe médica a ajudasse a melhorar, ela foi inflexível, pedindo que chamássemos primeiro seu pastor. Só quando ele chegou ao hospital, se reuniu com a equipe médica e orou junto ao leito com a moça e sua família, ela tomou a decisão de tomar os medicamentos. Ela acabou se recuperando.

A espiritualidade pode ser uma prática poderosa de autocuidado para a saúde mental porque oferece senso de comunidade, esperança e propósito. Pode dar orientação quando a vida parece não chegar a lugar algum. A religião é apenas um dos muitos caminhos espirituais. Esse tipo de prática de autocuidado espiritual nem sempre é fácil – é preciso abrir espaço para ele –, mas, quando consegue, você percebe uma série de benefícios que melhorarão sua saúde mental mesmo nas épocas mais estressantes.

Seu manual de autocuidado: Entre em contato com sua espiritualidade

Há quem recorra à fé para guiar quase todos os aspectos da vida, mas é fácil pensar que as vantagens da espiritualidade se limitam às pessoas religiosas. Todos somos seres espirituais; só precisamos entrar em contato com nosso ser espiritual para aproveitar seus benefícios no âmbito da saúde mental. Esse contato pode ser usado para você reduzir o estresse, se conectar com as pessoas próximas e encontrar propósito na vida. Eis algumas maneiras de aproveitar a espiritualidade para melhorar sua saúde mental.

Guia do iniciante na meditação

Em poucas palavras, a meditação é uma prática que ajuda a levar o corpo e a mente a um estado de calma e relaxamento. Os complementos especiais, como gongos e fontes de água corrente, que vemos com frequência em filmes ou ouvimos nos podcasts, são completamente opcionais. Você só precisa ter a capacidade de aquietar a própria mente e de se concentrar para treinar e ficar mais atento e consciente.

Recomendo começar sentando-se em silêncio num cômodo sem distrações. Sente-se numa cadeira ou no chão – o que preferir –, mas mantenha as costas eretas. Escolha um ponto focal, seu *drishti*. Mais uma vez, pode ser um ponto na parede ou uma estrela imaginária que você visualiza na sua mente. Quando estiver pronto, feche os olhos e fique imóvel, levando a atenção para a respiração. Talvez você queira meditar com um mantra significativo – uma palavra, um som ou uma frase – que lhe dê um estímulo.

Para garantir que a meditação não seja apenas a porta de entrada para um cochilo, gosto de marcar um certo número de minutos no temporizador. Se achar que precisa de uma meditação guiada, você pode recorrer a vários aplicativos de celular excelentes para ajudar você a se manter concentrado e consciente durante a prática. Dito isso, não há um jeito *certo* de meditar. A parte mais importante é reservar o tempo e o espaço para se sentar imóvel. Desse modo, o sistema nervoso parassimpático pode fazer seu serviço e acalmar o corpo e a mente.

Oração

O importante é reconhecer que a oração faz bem para a saúde mental. Se você for religioso, considere que o tempo que passa dedicando-se ao contato com Deus é uma técnica de autocuidado para manter sua mente em equilíbrio. O essencial é que você permaneça atento e consciente, ligado e concentrado em sua oração. Em minha jornada, descobri que desenvolver uma oração personalizada era mais eficiente do que rezar algo que tivesse decorado. No entanto, costumo praticar a meditação com mantras, me concentrando em meus versículos favoritos, além de minha prática pessoal de oração. Talvez você encontre mais conforto recitando alguma prece especificamente preparada para oferecer conforto em tempos difíceis. De qualquer forma, a oração é uma estratégia profundamente pessoal, mas eficaz para sustentar uma boa saúde mental.

Conexão

Outro benefício de adotar uma prática espiritual é o senso de comunidade que a acompanha. Ser capaz de se reunir com outras pessoas que compartilham as mesmas crenças, quer você pertença a uma igreja, a um *ashram*, a um grupo de meditação, a uma reunião ao ar livre ou até mesmo a um programa de doze passos, é um modo poderoso de promover sua saúde mental.

Como no caso da oração, boa parte da conexão espiritual com os outros depende de suas crenças pessoais. Mesmo que no fundo você goste de ficar sozinho, pense em procurar maneiras de dividir sua prática com os outros, seja fazendo um esforço para chegar ao culto das 11h no domingo, inscrevendo-se numa oficina de meditação ou entrando num grupo para caminhadas na natureza.

Trabalho voluntário

O trabalho voluntário é amplamente aceito como uma estratégia adaptativa para superar os desafios da saúde mental. Já ficou comprovado que mesmo os menores atos de bondade aumentam a sensação de controle e o otimismo. Envolver-se em uma ação altruísta – como ler para um deficiente visual ou uma pessoa acamada, entregar refeições a idosos ou ser voluntário na sopa dos sem-teto – é uma prática espiritual em si mesma, porque promove a conexão com as pessoas ao seu redor. Além de tudo, é gostoso ajudar, e essa boa vibração com certeza pode dar um bom estímulo à sua saúde mental.

CAPÍTULO 9

A MEDICINA NO PRATO

> O ponto principal é que você deve ter uma dieta benéfica à sua saúde mental.
> – Dr. Drew Ramsey

Pouco depois de abrir meu consultório psiquiátrico, um homem chamado Cory veio me ver. Era empreendedor e músico amador e se mudara recentemente para Austin para tentar uma carreira na capital mundial da música ao vivo. Embora logo tivesse encontrado um bom emprego num mercado competitivo e fizesse apresentações frequentes num café movimentado, Cory admitia que seu estado de espírito às vezes resvalava para uma tristeza grave e inexplicável.

"Sei que muita gente tem problemas *reais*", disse ele. "Eu tinha uma meta ambiciosa e fiz acontecer. Estou onde queria estar. Deveria me sentir feliz, mas não me sinto."

A depressão de Cory cobrava um preço. Ele não *sentia* sua música como antigamente e cometia erros no trabalho por descuido. Embora não tivesse certeza de que gostava do emprego, temia ser punido pelo mau desempenho. Sentia que estava decepcionando todos à sua volta. Além disso, estava frustrado porque engordara quase 10 quilos em menos de seis meses. Não cuidar de si o fazia se sentir, em suas palavras, "nada saudável e patético".

Qualquer doença mental pode afetar o apetite, não só os transtornos alimentares como anorexia e bulimia. O *DSM* lista a mudança do apetite como critério para o diagnóstico de várias doenças, como o transtorno depressivo maior e o transtorno de ansiedade generalizada. O aumento ou a redução do apetite, além da mudança notável no peso, costumam coincidir com uma piora no estado de espírito. Faz sentido, porque, quando a pessoa se sente mal, é difícil ter motivação para comprar mantimentos ou ir à cozinha preparar sua refeição favorita. Quando estamos estressados, "comemos nossos sentimentos" exagerando em alimentos ricos em carboidratos e gordura, como um hambúrguer com refrigerante ou um potão de sorvete. No entanto, para alguns, a comida é a última coisa em que pensam quando se sentem deprimidos, estressados ou ansiosos. Quando pedi a Cory que me falasse sobre seus hábitos alimentares, ele foi cauteloso.

"Não tenho tempo para comer", respondeu. "Ando tão cansado e estressado que simplesmente encho a barriga com o que exigir menos esforço. Ultimamente, tenho comprado refeições congeladas, macarrão instantâneo e fast-food."

Numerosos estudos já destacaram a importância da alimentação equilibrada para a saúde e o bem-estar. Todo mundo sabe que comer mais frutas e hortaliças frescas faz bem e que exagerar nos alimentos industrializados não é uma boa ideia. Embora a comida esteja na base da medicina, você pode se surpreender ao descobrir que a maior parte dos médicos não recebe muitas informações sobre nutrição na faculdade. E, quando recebem, tendem a se limitar à promoção de uma dieta saudável para o coração. Historicamente, os psiquiatras deixaram a conversa sobre comida e saúde para clínicos gerais e cardiologistas. Como profissionais de saúde mental, é difícil entender nossa participação nessa esfera. Só fui pensar numa possível relação entre comida e saúde mental anos depois de terminar a faculdade. Sem a formação adicional em medicina integrativa, que tem uma abordagem holística da saúde e do bem-estar, eu nem pensaria em perguntar a um paciente como Cory o que ele comia ou como comia. De certo modo, essa negligência é compreensível. Desde que me lembro, boa parte da discussão sobre comida e saúde gira em torno de fazer dieta: o que comer (ou não) para manter determinado peso. Tirando os tratamentos para lidar com transtornos alimentares, o controle do peso não se encaixa tão bem assim na área da saúde mental. Mesmo quando comecei a reconhecer a importância de modalidades de autocuidado como yoga, exercícios respiratórios, espiritualidade e movimento para manter uma saúde mental robusta, a nutrição ficava no fim da lista por causa de meu próprio modo de pensar a comida: coma para ter saúde física, não saúde mental.

Talvez seja difícil entender as diretrizes que recomendam alimentos saudáveis, porque parece que as recomendações mudam todos os dias. Os estudos se contradizem, e um discurso científico conflitante pode dar um nó na cabeça de qualquer um. Até hoje, em certas manhãs, enquanto preparo o café, fico em dúvida, sem saber se devo fazer um omelete só de claras ou juntar a gema. Enquanto isso, o café esfria na bancada. Durante muito tempo, os ovos foram considerados uma forma saudável e nutritiva de começar o dia. Então alguns estudos indicaram que comer ovos eleva o colesterol e aumenta o risco de doença cardíaca; evite-os a qualquer preço. Agora os ovos voltaram à lista de alimentos bons. Estudos mais recentes mostram que são um dos alimentos mais ricos em nutrientes do planeta.

Houve uma tendência semelhante com as gorduras. Durante anos, o senso comum dizia que só se devia comer alimentos com pouca ou nenhuma gordura. Agora, estudos mais recentes demonstram que o corpo, principalmente o cérebro, precisa de certa quantidade de gordura, ainda que do tipo monoinsaturado ou poli-insaturado, para se manter em forma. Mesmo com as últimas evidências que indicam que o azeite e os alimentos com gorduras "boas", como abacate, iogurte e castanhas, são benéficos à saúde, muita gente tem dificuldade em abandonar a noção de que a gordura, na forma que for, faz mal à saúde.

Em vez de pensar em termos de "alimentos bons" e "alimentos ruins", aprecie a comida como um sustento para manter uma boa saúde física e mental. A comida faz bem quando tratada de forma equilibrada. Além disso, vale a pena lembrar que muitas das vozes barulhentas que reproduzem a ideia de que determinado grupo alimentar ataca o organismo têm segundas intenções – seja vender um plano de dieta, seja receber mais *likes* nas redes sociais. Portanto, falar de nutrição como parte essencial do autocuidado em saúde mental pode ser um pouco complicado. Não admira que muitos médicos, inclusive psiquiatras, tenham achado melhor ignorar as conversas ligadas à alimentação.

Nos últimos anos, mais psiquiatras vêm adotando o lema "comida é remédio", e eles estão certos. O corpo precisa de determinados nutrientes para crescer, florescer e prosperar. A comida rica em nutrientes é o alicerce de nosso trabalho, nossa diversão, nossa aparência e nossos sentimentos. Quando não consumimos vitaminas, sais minerais e outros nutrientes básicos em quantidade suficiente, a saúde mental pode ser prejudicada. Pensar nas melhores opções alimentares nutre o corpo e a mente.

O estado de espírito e a comida

Lembre-se: enquanto o cérebro humano evoluía, as regiões responsáveis por impulsos como a fome se ligaram aos centros do humor e das emoções. Você sabe que comer vai muito além de simplesmente alcançar a saciedade. O cérebro, como o restante do corpo, prospera com alimentos ricos em nutrientes, que são os elementos que mantêm as células, os neurotransmissores e outras moléculas do cérebro funcionando perfeitamente. A alimentação é importante para sustentar a saúde mental e o bem-estar – é uma das formas mais eficazes de medicina preventiva. Por isso, é importante para a saúde mental prestar atenção no que comemos e em *como comemos*.

Nutrientes específicos, como os ácidos graxos ômega-3, as vitaminas do complexo B e outras moléculas vegetais, têm um impacto profundo sobre nosso estado de espírito. Vários estudos demonstraram que mudanças na alimentação previnem doenças como depressão e ansiedade e podem tratá-las depois de diagnosticadas.

Talvez você já saiba que a comida influencia seu estado de espírito. Lembra que falamos, no capítulo 6, sobre comer com atenção plena? Pense na última refeição que fez. Você pode ter se sentado para comer porque estava com fome ou somente porque sempre come naquela hora específica. Comeu com amigos, com familiares ou sozinho? Conseguiu saborear a comida e apreciar a companhia? Ou foi uma refeição rápida? Todos esses fatores contribuem para o modo como a comida afeta nosso estado de espírito.

Agora, usemos essa mesma abordagem de atenção plena para pensar em como você se sente quando pula uma refeição ou não come o suficiente. Se for como eu, perder refeições pode deixá-lo ansioso, irritado e "louco de fome" bem depressa. E, na manhã seguinte, depois de uma noite de bebedeira? Aquela ressaca faz mais do que lhe dar uma dor de cabeça; ela o deixa zonzo e lento. E afeta seu humor. Pense em como se sente quando come demais. Você fica letárgico e cansado, não é? Por isso, é importante entender como pequenas mudanças no modo de comer podem melhorar sua saúde mental.

O psiquiatra da comida

Vários anos atrás, fui a Washington para uma conferência da Associação Americana de Psiquiatria. Na época, eu estava terminando um curso de especialização em psiquiatria geral. Como parte da bolsa que recebi da associação, participava do Conselho de Comunicação da entidade – um comitê concentrado em como os psiquiatras podem ajudar a moldar o discurso público sobre saúde mental.

Enquanto aguardava o início da reunião do comitê, lendo a pauta e beliscando o café da manhã, um homem alto e carismático entrou e foi até a frente da sala. Perguntei à amiga sentada ao meu lado quem era. "É Drew Ramsey, o presidente do comitê", respondeu ela. "É o psiquiatra da comida."

Foi então que aquele momento ficou interessante; eu nunca ouvira falar de um psiquiatra da comida.

Era meu primeiro (mas é claro que não o último) encontro com o Dr. Drew Ramsey, psiquiatra conhecido e autor de livros como *Eat Complete* (Coma por completo), *Fifty Shades of Kale* (Cinquenta tons de couve), *The Happiness Diet* (A dieta da felicidade) e *Eat to Beat Depression and Anxiety* (Coma para vencer a depressão e a ansiedade). Ramsey é o rosto que representa a psiquiatria nutricional nos Estados Unidos. Ele participa do movimento Comida É Remédio, e sua missão é ensinar como podemos aproveitar os conhecimentos da nutrição para melhorar a saúde mental. Depois daquela reunião, voltei ao quarto do hotel e comecei a ler sobre sua obra, que gira em torno de como a comida afeta o cérebro – que influencia, por sua vez, o humor. A ideia de que a comida realmente ajudaria a vencer a depressão ou a ansiedade era um conceito novo para mim, e a ideia toda era fascinante.

Alguns anos depois, comecei um curso sobre medicina e saúde integrativa na Academy of Integrative Health and Medicine

(Academia de Saúde e Medicina Integrativa), com sede em La Jolla, na Califórnia. Nesse curso tive meu primeiro contato com algumas ideias fascinantes sobre a conexão entre o sistema gastrointestinal e o cérebro. Por exemplo, há mais serotonina – o chamado neurotransmissor do humor – no intestino do que no cérebro. Isso significa que o que acontece no trato digestório pode afetar nosso estado de espírito. Na época, novas pesquisas indicavam que os probióticos, as bactérias e leveduras vivas encontradas em alimentos fermentados como iogurte e kimchi, ajudariam a reduzir os sintomas de depressão. Desde então, outra pesquisa apresentou evidências de que uma alimentação rica em fibras estaria associada a uma boa saúde mental.[1]

À medida que eu ia aprendendo sobre esses estudos inovadores, notei como era fácil me perder em informações contraditórias. Havia o antigo debate do ovo, para começo de conversa, mas eu tinha muito mais perguntas a fazer. Devemos comer carne vermelha ou não? Uma dieta à base de vegetais é melhor? Qual é o problema do glúten, afinal? Há algum problema com os substitutos da carne? Parecia que só um psiquiatra da comida poderia responder a essas perguntas.

Dali a menos de um ano, entrei em contato com Ramsey para pedir orientação. Quanto mais conversava com ele, mais compreendia que a nutrição pode ser essencial para sustentar uma boa saúde mental. Uma de minhas questões era como ele tinha se interessado pela psiquiatria nutricional. Com uma formação nutricional tão limitada na faculdade de medicina, como ele sabia que a comida seria uma intervenção tão potente para a saúde da mente?

"Foi uma fusão inevitável de tudo que me interessava na época", explicou ele. "Fui atleta universitário e na faculdade me tornei vegetariano. Fiquei muito interessado em como a comida afetava a minha saúde, e esperava que os alimentos que escolhia melhorassem meu bem-estar físico."

Fazia sentido. Um de meus melhores amigos na faculdade era vegetariano. Em nossas conversas tarde da noite sobre a vida, inclusive sobre sua decisão de não comer carne "porque faz mal", fui convencido a deixar de lado bifes e sanduíches de peru defumado por algum tempo. Consegui durante três meses, até que meu pai me convidou para uma festa do Super Bowl. Não lembro quem jogou naquele dia, mas recordo claramente de sucumbir ao gumbo de linguiça e às fajitas de carne.

Durante a formação de Ramsey, publicaram o STAR*D, aquele estudo que indicava que só um terço dos pacientes entrava em remissão depois de receber um protocolo terapêutico de antidepressivos. Mais ou menos na mesma época, entraram em cena os primeiros estudos sobre a interseção entre comida e saúde mental, principalmente sobre a importância dos ácidos graxos ômega-3 – um tipo de gordura poli-insaturada encontrada em peixes de água fria, como salmão, cavalinha e atum – na regulação do humor.

"Quando iniciei a minha atuação clínica, vi que os antidepressivos demoravam para funcionar e, mesmo quando funcionavam, a resposta em geral não era completamente satisfatória. Alguns sintomas melhoravam, mas os pacientes não se sentiam tão bem assim", disse ele. "Achei que não estávamos levando a comida em conta em nossa abordagem da saúde mental. Quando os dados começaram a surgir, ficou cada vez mais claro que a comida é importante, que ela pode ser a ferramenta preventiva mais potente para a saúde mental e cerebral. Deveríamos usá-la no tratamento dos pacientes."

Por isso perguntei a Cory o que ele colocava no prato. Já ficou mais que comprovado que a alimentação ocidental excessivamente industrializada é prejudicial à saúde mental. Além de não ter os nutrientes de que o cérebro precisa para funcionar perfeitamente, ela promove inflamações, que estão associadas a várias doenças mentais,[2] como depressão, ansiedade,[3] TDAH,[4] transtorno bipolar e esquizofrenia. O modo como a maioria dos americanos come pode realmente criar, na mente e no corpo, um ambiente que aumenta o risco de doença mental. Essa é a má notícia. A boa notícia é que há maneiras fáceis de fazer ajustes ao que você já gosta de comer, sem abrir mão de grupos inteiros de alimentos, para dar uma oportunidade à melhora da saúde mental.

Um clima mediterrâneo

Na década de 1950, Ancel Keys, fisiologista americano da Universidade de Minnesota, notou uma tendência fascinante relativa à saúde e à longevidade. Algumas pessoas que moravam em cidadezinhas do sul da Itália, muitas delas bem pobres, tinham uma saúde melhor que cidadãos ricos dos Estados Unidos. Keys não conseguiu identificar a razão exata de uma diferença tão gritante entre esses grupos. Sua hipótese foi que a alimentação talvez explicasse esse fato. Ele então publicou o famoso "Estudo dos sete países", realizado nos Estados Unidos, na Itália, na Grécia, na Finlândia, nos Países Baixos, no Japão e na Iugoslávia.[5] Em sua pesquisa, ele investigou o papel de fatores do estilo de vida, entre eles a alimentação, no desenvolvimento da doença cardiovascular.[6] O estudo determinou que quem adotava a dieta mediterrânea, rica em frutas e hortaliças frescas, cereais integrais, leguminosas, azeite, castanhas e laticínios fermentados, como o iogurte, tinha uma probabilidade maior de ter uma vida longa e saudável.[7]

Nas décadas decorridas desde então, estudos em grande escala confirmaram a ideia de que a dieta mediterrânea faz muito bem à saúde, principalmente na terceira idade. Além da redução do risco de infarto e derrame, ela também está relacionada a um risco menor de alguns tipos de câncer.[8] Os mesmos estudos mostraram que a dieta mediterrânea é neuroprotetora, ou seja, ajuda a proteger os neurônios e a nos manter com a mente afiada à medida que envelhecemos.[9] Quando se somam todos esses achados, reforça-se a ideia de que os alimentos bons para o coração são igualmente bons para o cérebro. Mas eles levantaram uma pergunta importante que ainda não havia sido investigada: a dieta mediterrânea ajudaria a prevenir ou tratar doenças mentais?

Parece que a resposta é sim. Pesquisadores da Universidade de Navarra, na Espanha, acompanharam 20 mil ex-alunos e documentaram sua alimentação típica durante vários anos.[10] Eles descobriram que o que as pessoas comem tem um impacto enorme em sua saúde física e mental. No início do estudo e, depois, de dois em dois anos, os participantes responderam a um questionário sobre estilo de vida no qual listavam quais tipos de alimentos comiam regularmente. Também fizeram uma avaliação básica de saúde para registrar qualquer doença que tivessem. Os pesquisadores classificaram os padrões alimentares dos participantes com base em sua proximidade com a dieta mediterrânea. Depois de dois anos de acompanhamento, foi encontrada uma relação interessante entre comida e humor. Como esperado, a dieta mediterrânea tinha um papel protetor e ajudou os participantes do estudo a evitar a doença cardiovascular, o diabetes tipo 2 e o declínio cognitivo. Curiosamente, ficou constatado que a dieta mediterrânea protegia inclusive contra a depressão.[11] Os que seguiam esse tipo de alimentação apresentavam riscos significativamente menores de ter depressão mais tarde.

Desde então, dezenas de outros estudos sobre a relação entre comida e humor mostraram uma forte correlação entre a dieta mediterrânea e um risco reduzido de depressão e ansiedade.[12] Por coincidência, muitos desses projetos também constataram que fazer uma alimentação mais próxima ao padrão americano, cheia de alimentos industrializados e açúcar refinado, funcionava no sentido oposto: aumentava o risco de desenvolver ou exacerbar uma doença mental.[13] Pode-se ver por que Ramsey foi atraído pelos dados que vinham surgindo.

No entanto, muitos estudos deixaram de responder se a dieta mediterrânea seria ou não um tratamento eficaz contra a doença mental. Essa pergunta foi abordada num influente estudo de 2013 em que os pesquisadores da Universidade Monash, da Austrália, realizaram o primeiro experimento do mundo para observar se receitar comida para a depressão ajudaria a tratá-la.[14] Com a orientação de um nutricionista sobre as escolhas alimentares mais próximas ao estilo mediterrâneo, a ideia era checar se isso poderia reduzir a gravidade dos sintomas depressivos.

O estudo SMILES, intitulado "Supporting the Modification of Lifestyle in Lowered Emotional States" (Sobre a modificação do estilo de vida em estados emocionais depressivos), teve um resultado extraordinário. Com seis meses de mudança na alimentação, a pontuação de depressão caiu cerca de 30%: a mesma taxa de sucesso dos medicamentos antidepressivos. Quando outros fatores foram examinados, como emagrecimento, hábitos de exercícios físicos ou outras mudanças saudáveis no estilo de vida que pudessem ser responsáveis pela melhora dos sintomas depressivos, os pesquisadores concluíram que a alimentação tinha um efeito direto e independente sobre o humor. Comer para melhorar a saúde do cérebro fez diferença.

Esse estudo apontou que a alimentação tem o potencial de tratar doenças mentais como o transtorno depressivo maior e que as pessoas em meio a um episódio depressivo ainda conseguem dar um jeito de incorporar alimentos mais saudáveis à dieta, mesmo que não estejam se sentindo bem. Desde então, esse resultado foi reproduzido por outros estudos. A comunidade médica começa aos poucos a aceitar que a mudança no modo de comer pode impactar o humor. A dieta mediterrânea é uma ótima base para termos uma alimentação mais rica em nutrientes – aconselho, portanto, que você a inclua em seu regime de autocuidado.

"Antes, um dos maiores problemas para ajudar os pacientes a adotar práticas alimentares mais saudáveis era que não havia estrutura para lhes mostrar o que fazer", explicou Ramsey. "Saber que a dieta mediterrânea funciona para prevenir e tratar os sintomas depressivos realmente capacita as pessoas a assumir o controle da própria alimentação. Agora temos um meio de orientá-las sobre como acrescentar à dieta mais alimentos benéficos para a saúde mental."

Como a comida contribui para a saúde mental

Você pode estar se perguntando como frutas, hortaliças, peixe e azeite têm um efeito tão potente sobre a saúde mental. A resposta é bem simples. O que faz bem ao coração também faz bem ao cérebro. A resposta está nos nutrientes vitais contidos na dieta mediterrânea.

Para entender melhor quais são os nutrientes mais importantes, Ramsey e sua colega, a Dra. Laura LaChance, da Universidade de Toronto, vasculharam a literatura científica para entender quais alimentos poderiam ser especificamente receitados contra a depressão. Como resultado, os dois publicaram a Escala de Alimentos Antidepressivos, um sistema de perfis alimentares que destaca os alimentos ricos em nutrientes que devem desempenhar papel significativo no tratamento da doença.[15] Os alimentos com pontuação mais alta na lista foram os frutos do mar (como as ostras), as verduras, as frutas da família das berries (como o mirtilo) e os vegetais crucíferos (como couve e brócolis). Por quê? Porque todos esses alimentos contêm boa variedade de vitaminas, sais minerais e fitomoléculas essenciais para o cérebro se manter em pleno funcionamento.

"Os nutrientes desses alimentos ajudam a reduzir inflamações, melhoram a diversidade da microbiota e aumentam a capacidade do cérebro de crescer e se regenerar", disse Ramsey. "Por isso a dieta mediterrânea funciona tão bem. Quando ingere esses tipos de alimentos, você leva mais nutrientes vitais para o cérebro. E come menos produtos industrializados nada saudáveis que provocam inflamação e névoa mental. Todo mundo sai ganhando."

Vamos decompor isso um pouco mais, partindo da importância de reduzir inflamações. Ultimamente, tem-se falado muito de saúde e inflamação por boas razões. A inflamação, reação imunológica protetora que ajuda a combater lesões e infecções, é ótima, mas só em pequenas doses. Ela é a pedra angular do sistema imunológico e ajuda a nos proteger de doenças; no entanto, se você viver num estado de inflamação contínuo, terá problemas de saúde com o tempo. Folhas verdes, frutos do mar e frutas frescas são considerados ricos em nutrientes anti-inflamatórios. Como há uma associação entre inflamação e doença mental, você deve fazer o possível para reduzir a inflamação no organismo. Os nutrientes anti-inflamatórios da comida podem ajudar nessa tarefa.

E há a microbiota, composta por trilhões de bactérias microscópicas que residem no intestino. O trato gastrointestinal não é responsável apenas por digerir a comida; ele também regula o sistema imunológico. Isso significa que o cérebro e o intestino estão em comunicação quase constante e enviam moléculas importantes de um lado para o outro, acompanhando o que acontece no corpo.

Muitas doenças que afetam a saúde mental vêm acompanhadas de sintomas gastrointestinais. Veja que a síndrome do intestino irritável, doença que pode provocar surtos alternados de prisão de ventre e diarreia, é prevalente em cerca de 11% da população geral em comparação com 54% a 94% dos que buscam tratamento psiquiátrico.[16] Pense em quantas vezes você teve uma sensação de náusea ou de aperto na boca do estômago quando ficou nervoso. Obviamente há uma conexão entre seu estado de espírito e o sistema digestório. É provável que esses sintomas estejam ligados à reação do corpo ao estresse. Quando é crônico, o estresse reduz a quantidade de bactérias saudáveis na microbiota. Em circunstâncias normais, essas bactérias ajudam o cérebro e o intestino a se comunicar e transmitem mensagens importantes entre os dois.[17] Algumas pesquisas indicam que mudanças anormais na microbiota estão associadas a doenças mentais, como o transtorno bipolar, a depressão maior e o transtorno de ansiedade generalizada.[18] Também é provável que isso explique aqueles problemas digestivos incômodos, como náusea e dor de barriga, que costumam acompanhar essas doenças.

Esses dados levam a outra pergunta: será que, ao devolver mais "micróbios bons" à microbiota através do consumo de alimentos fermentados como iogurte, kefir, kimchi ou kombucha, você restauraria o funcionamento adequado do intestino (e, em consequência, da mente)? Talvez comer alimentos que contenham probióticos reduza a reação do corpo ao estresse e resulte numa disposição mental mais calma e num humor mais equilibrado. Embora as pesquisas ainda estejam surgindo, parece que a resposta é sim.[19] Quem ingere alimentos fermentados regularmente, além de bastante fibra (aquilo que os micróbios bons gostam de comer), tem o corpo mais bem-equipado para administrar o estresse. E está sujeito também a menos inflamação. Esses dois fatores estão associados a uma boa saúde mental e mais bem-estar.

Quando se trata da mente, ouvimos falar muito sobre a ação dos neurotransmissores, como serotonina, dopamina e norepinefrina, para citar alguns. No entanto, o fator neurotrófico derivado do cérebro (*brain-derived neurotrophic factor*, BDNF) é um tipo diferente de substância química abundante nesse órgão. Ele ajuda a promover o crescimento e a conexão das células. Alguns cientistas chamam o BDNF de "adubo do cérebro", mas prefiro pensar nele como um jeito natural de dar à mente um abraço caloroso e aconchegante. Esse fator tem o papel fundamental de ajudar os neurônios a se desenvolver, crescer, se conectar e se comunicar entre si. E o BDNF também protege o cérebro do efeito do estresse. Em essência, ele permite que o cérebro se adapte com mais facilidade quando a situação não é tão boa assim. Pense nisso como uma forma de resiliência celular. Ter mais BDNF significa que as células do cérebro são mais fortes, estão em boa forma e são mais capazes de formar novas conexões quando necessário. Isso facilita o aprendizado, faz bem à memória e melhora sua forma de se orientar no mundo, mesmo quando a vida é difícil.

Quando o cérebro não produz BDNF suficiente, as células não conseguem se comunicar entre si com tanta eficiência. Os pacientes diagnosticados com transtornos do humor e de ansiedade tendem a ter um nível de BDNF mais baixo que a população em geral.[20] Especialistas não sabem dizer por quê, mas as doenças mentais têm impacto negativo sobre a produção de BDNF. Eis a boa notícia: comprovou-se que uma dieta mediterrânea que inclua nozes e amêndoas aumenta o nível de BDNF e reduz os sintomas de depressão.[21] Por isso costumo sugerir a meus pacientes que incluam mais nozes e castanhas na alimentação. É um petisco fácil e acessível, além de ótimo para colocar em saladas, vitaminas e refogados. Embora alguns se preocupem com a quantidade de calorias em uma porção de castanhas, seus nutrientes fazem delas uma escolha acertada. São fáceis de carregar, saciam bastante e, mais uma vez, aumentam o BDNF, que torna o cérebro mais resistente ao estresse.

"Na última década, tem havido uma cascata de dados, com estudos que mostram de forma consistente que a comida é importante para a saúde mental", diz Ramsey. "Em geral, a alimentação é um fator que está sob o controle de todos."

Pequenas mudanças, grandes resultados

Fazer uma salada de acelga e espinafre quando você tem dificuldade de sair da cama pela manhã parece ridículo, talvez até impossível. É importante entender que a simples mudança na alimentação não vai curar a doença mental, assim como apenas tomar um antidepressivo e não fazer mais nada provavelmente não vai curar a depressão. Como estratégia de autocuidado para a saúde mental, a atenção à alimentação funciona melhor se você a combinar com as outras habilidades que compõem seu manual de autocuidado. Agora você já sabe que a ciência sustenta a ideia de que a alimentação é o remédio da mente. Acreditar no poder curativo da comida é o que basta para começar a implementar pequenas mudanças no que você põe no prato.

Compreendo que você hesite em mudar seu modo de comer. Não é fácil, porque todos temos preferências, coisas de que gostamos e não gostamos. E se você não gostar de castanhas ou achar repulsivo o cheiro do peixe? E se for vegetariano ou vegano? E se tiver alergias ou sensibilidades alimentares? E se não dispuser de tempo para cozinhar? É importante reconhecer que nem todos apreciamos ou toleramos os mesmos alimentos. Tudo bem. Com um esforcinho, você consegue tornar qualquer tipo de dieta mais mediterrânea.

A melhor maneira de começar é dar uma boa olhada em sua alimentação atual. Recomendo registrar tudo o que come durante uma ou duas semanas. Você pode até pôr uma estrelinha junto aos pratos de que mais gosta ou come regularmente. Então, estime até que ponto seu cardápio já inclui os alimentos presentes na dieta mediterrânea.

A Pontuação da Dieta Mediterrânea é uma forma rápida e fácil de ver até que ponto sua alimentação se aproxima dessa dieta.[22] Quando terminar seu diário alimentar, observe os registros e responda às perguntas a seguir. A cada uma que responder sim, conte um ponto.

1. Você come duas ou mais xícaras de verduras e legumes por dia?
2. Come duas ou mais frutas por dia?
3. Come duas ou mais porções de cereais integrais por dia?
4. Come peixe ou frutos do mar duas ou mais vezes por semana?
5. Consome duas ou mais porções de leguminosas por semana?
6. Come nozes, castanhas ou amêndoas quase todos os dias da semana?
7. Usa azeite em vez de outras gorduras?
8. Come duas porções ou menos de carne vermelha por semana?

Agora, some os pontos com base nas respostas "sim". Se fez 7 ou 8 pontos, fique tranquilo: você já faz uma alimentação de estilo mediterrâneo. Se marcou 5 ou 6, ainda está indo muito bem. Provavelmente viu o que pode mudar: talvez acrescentar nozes, castanhas ou amêndoas ao repertório de petiscos ou reduzir a ingestão de carne vermelha. Se estiver entre 3 e 4, você já adotou alguns elementos da dieta mediterrânea, mas há bastante espaço para melhorar. De novo, examine as perguntas a que respondeu não. Há possibilidade de fazer mudanças? E se você marcou 2 ou menos pontos? Bem, sua nota indica que você não está seguindo a dieta mediterrânea e, como consequência, está perdendo todos esses benefícios à saúde.

Embora a dieta mediterrânea seja uma base fantástica para mudanças saudáveis, não há razão para mudar completamente o que você come. Além de desnecessário, esse tipo de transição radical, sem uma abordagem mais moderada, fará você se frustrar e logo desistir. Em vez disso, adote mudanças pequenas e avance a partir daí. Começar aos poucos pode envolver hábitos como trocar o óleo de soja por azeite, acrescentar sementes de abóbora à sua granola favorita ou pôr um punhado de pimentão vermelho na sopa. Se gostar de frutos do mar, acrescente anchovas à salada ou à pizza ou escolha um sanduíche de peixe na próxima vez que for a um fast-food. Aumentar a densidade nutricional da alimentação também não é algo que se faça da noite para o dia. Não se apresse e dê pequenos passos para manter as mudanças que, a longo prazo, permitirão que você aprecie o que come.

Ramsey é um defensor apaixonado da chamada salada "brainbow" – "brain" (cérebro) + "rainbow" (arco-íris). Em vez do prato básico de alface e pepino, ele gosta de aprimorá-la acrescentando frutas e legumes coloridos. Mas faça do seu jeito, com os alimentos de que você gosta. Quando Ramsey me ensinou a fazer a salada "brainbow", usei o que já estava na geladeira e baseei minha receita numa salada tradicional vietnamita chamada *goi*, que costumo fazer com minha esposa. Minha versão de "brainbow" inclui repolhos verde e roxo picados, cenoura, cebola-roxa, brotos de feijão, hortelã, coentro e amendoim. Então, colocamos camarão, frango ou tofu e usamos um tempero à base de molho de peixe para finalizar. Minha esposa e eu estamos consumindo todos esses nutrientes bons para o cérebro encontrados em frutas e hortaliças coloridas, mas à nossa maneira.

Quando eu e Cory conversamos sobre hábitos alimentares, ele me disse que macarrão instantâneo era seu alimento mais prático. Não é raro que as pessoas se sintam atraídas por refeições ricas em carboidratos para obter uma melhora rápida no humor. Esses pratos são chamados de *comfort food*, "comida reconfortante" ou "afetiva", porque tendem a aumentar os níveis de serotonina no cérebro. Como Cory queria macarrão instantâneo, o desafio era encontrar maneiras de torná-lo mais nutritivo. Aumentar a densidade de nutrientes foi fácil com o acréscimo de cogumelos, acelga, alguma proteína magra e um ovo cozido mole.

"É comum as pessoas terem vergonha de suas preferências alimentares, mas não deveriam", disse Ramsey. "É possível encontrar maneiras de acrescentar nutrientes que satisfazem seu gosto individual."

Como superar os desafios alimentares

Embora seja fácil dizer que todos controlamos o que comemos, há desafios práticos para alguns quando se trata de fazer mudanças necessárias na alimentação. Comprar alimentos integrais ou orgânicos pode sair caro. Como já mencionei, há quem tenha sensibilidade ou alergia alimentar. É inegável que esses obstáculos existem, mas ainda há maneiras de melhorar a alimentação apesar deles.

"Embora os alimentos que costumam receber destaque sejam caríssimos e difíceis de encontrar fora de estação, eles não são os únicos alimentos ricos em nutrientes que existem", explicou Ramsey. "A história que nos contam é que a comida saudável é cara, difícil de preparar e não é gostosa, mas não precisa ser assim. Sempre se pode acrescentar algumas verduras aos pratos de que você já gosta. Pode-se abrir uma lata de atum ou comprar uma posta de salmão. Pode-se comer o que está na estação ou em promoção. Não há um jeito único de melhorar sua saúde mental através da alimentação."

Essa é mais uma razão para começar aos poucos e ir avançando em direção a uma alimentação mais mediterrânea. Não é preciso comprar só nas prateleiras de comida saudável (nem gastar todo o seu salário) para ter refeições mais nutritivas. Você pode simplesmente pôr um ovo aqui, uns temperos frescos ali, um punhado de amendoim quando possível. Quando começa a fazer mudanças graduais, você encontra novas maneiras – empolgantes, diga-se de passagem – de acrescentar às refeições mais desses pequenos extras que melhoram o humor de uma forma que você e sua família possam realmente saborear.

Nutrientes a considerar

Já discutimos a Pontuação da Dieta Mediterrânea como base sólida para iniciar substituições e mudanças alimentares básicas, mas há alguns alimentos incrivelmente ricos em nutrientes, que podem nutrir mais o cérebro. Embora Ramsey e LaChance tenham identificado doze nutrientes principais que ajudam a prevenir e controlar melhor a depressão, descobri que você deve se concentrar em cinco deles ao começar a usar a comida como estratégia de autocuidado para a saúde mental: ácidos graxos ômega-3, L-teanina, vitaminas B, vitamina D e probióticos.

ÁCIDOS GRAXOS ÔMEGA-3 DE CADEIA LONGA. Esses ácidos graxos poli-insaturados são um tipo de gordura saudável encontrada com abundância em peixes gordurosos. O ácido eicosatetraenoico (EPA) e o ácido docosa-hexaenoico (DHA) estão entre os mais importantes para a saúde mental. É possível incluir esses nutrientes na dieta com a incorporação de frutos do mar como salmão, sardinha, mexilhões e ostras. Se você não gosta de frutos do mar ou é vegetariano ou vegano, é possível obter esses nutrientes de fontes vegetais, como linhaça, chia, couve-de-bruxelas e nozes. As opções vegetais consistem em um ácido graxo chamado ácido alfalinoleico (ALA), que o corpo converte naturalmente em EPA e DHA, mas geralmente em pequena quantidade. Outra maneira de aumentar o ômega-3 na alimentação é prestar atenção nos rótulos quando estiver no supermercado. Várias marcas de leite, suco e manteigas de amendoim e nozes são enriquecidas com DHA. A alimentação rica em ácidos graxos ômega-3 é ótima para combater o tipo de inflamação que se acredita estar associada à doença mental. A pesquisa também encontrou nível baixo de DHA no córtex pré-frontal em autópsias de pacientes com depressão maior, transtorno bipolar e vítimas de suicídio.[23] Outros estudos mostraram que tomar um suplemento de ômega-3 que contenha principalmente EPA[24] reduz os sintomas da depressão e do TDAH.[25] Por isso os psiquiatras estão se unindo aos cardiologistas na recomendação de acrescentar à alimentação duas ou três porções semanais de peixe gorduroso (já que é sempre melhor obter os nutrientes por meio da comida). Se os frutos do mar não são uma opção, use as fontes vegetais e acrescente linhaça às vitaminas ou nozes a uma saborosa salada.

L-TEANINA. Esse aminoácido, encontrado no chá preto e no verde, é uma de minhas recomendações favoritas para controlar a ansiedade. Além de sua potente propriedade anti-inflamatória, a L-teanina ajuda a promover com rapidez uma sensação de calma. Acredita-se que as propriedades ansiolíticas envolvem a capacidade de baixar os níveis cerebrais de glutamato (responsável por nos animar) e aumentar os de GABA (que nos acalma). Aumenta também a produção de serotonina e dopamina no cérebro.[26] É uma ótima opção para um reforço rápido e calmante do humor. Como também contém cafeína, o chá verde ou preto pode ser uma ótima opção para induzir um estado calmo de atenção sem nervosismo. Para uma dose razoável de L-teanina, recomendo o matcha, que pode conter até cinco vezes mais L-teanina do que um saquinho de chá verde. Ao contrário do chá verde comum, o matcha é cultivado na sombra nas últimas semanas antes da colheita e depois moído num pó fino e verde-vivo. Só o processo de preparar o matcha já é um ritual calmante por si só: envolve bater o pó num pratinho em vez de largar o saquinho numa xícara de água quente. Alguns estudos chegam a mostrar que a L-teanina ajuda a baixar a pressão em eventos estressantes.[27] Isso mostra que esse chá pode lhe dar sua dose de cafeína e acrescentar uma dose de nutriente que acalma o humor.

VITAMINAS B. As vitaminas B, principalmente a B_6, a B_{12} e o folato (B_9), são nutrientes com uma função no desenvolvimento do cérebro e ajudam a produzir os neurotransmissores (como serotonina e dopamina) responsáveis por regular o humor. Essas vitaminas participam da construção da mielina, o "isolamento" gorduroso que permite às células e aos circuitos cerebrais se comunicarem com mais eficiência entre si. Quando a alimentação não tem vitaminas B suficientes, o cérebro sofre. Para proteger a saúde mental, é bom garantir alimentos com esses nutrientes em todas as refeições. As vitaminas B se encontram em verduras, cereais integrais, carne de porco, mexilhões e ovos.

VITAMINA D. Muitos americanos têm deficiência dessa vitamina. A vitamina D se converte na forma ativa com a luz do sol e é famosa pelas propriedades anti-inflamatórias. Passar apenas dez minutos por dia ao ar livre, ao sol do meio-dia, ajuda a melhorar o nível de vitamina D. Embora haja preocupações legítimas com a exposição ao sol em relação ao câncer de pele, alguns estudos mostram que é possível continuar usando filtro solar sem comprometer a produção de vitamina D.[28] Quanto à alimentação, gema de ovo, cogumelo, salmão e sardinha, além de alimentos como leite e cereais matinais enriquecidos com vitamina D, também aumentam o nível desse nutriente essencial. Os cientistas ligaram a deficiência de vitamina D a uma série de doenças, que vão da depressão ao câncer.[29] Embora os pesquisadores ainda estejam determinando o papel exato dessa vitamina no desenvolvimento e na prevenção da saúde mental, há algumas pesquisas que mostram que ela ajuda a reduzir os sintomas de depressão.[30] Como, segundo alguns cálculos, até 42% da população dos Estados Unidos têm deficiência dessa vitamina, faz sentido se concentrar em maneiras de incluir alimentos ricos em vitamina D na dieta para melhorar sua saúde física e mental.[31]

PROBIÓTICOS. Lembra-se daqueles micróbios bons que formam sua microbiota? Você pode manter essa população de bactérias forte e saudável comendo mais alimentos fermentados (iogurte, kefir, kombucha, chucrute e kimchi), frutas e leguminosas fibrosas (banana, toranja, feijão), além de incorporar mais nozes, castanhas e sementes (amêndoas ou linhaça) à alimentação. Com o cérebro e o intestino em comunicação tão íntima, vale a pena ter uma microbiota diversificada. Vários estudos indicam que o consumo regular de probióticos pode prevenir a doença mental e melhorar os sintomas de depressão e ansiedade.[32]

E o que dizer sobre os suplementos?

Enquanto lê todas essas informações, você deve estar pensando: "Já tomo um multivitamínico. Será que ele não me dá segurança nutricional?" A resposta não é um simples sim ou não. Muitos estudos que examinaram o papel de nutrientes específicos na saúde mental fizeram uso de suplementos para que os pesquisadores pudessem medir com mais precisão a dosagem em suas análises. No entanto, quando se trata de um multivitamínico básico, não encontrei provas convincentes de que ajude a tratar ou prevenir a doença mental. Algumas ervas e adaptógenos como o ginseng indiano (*ashwagandha*), a maca peruana e a *Rhodiola rosea* (raiz-de-ouro) apresentam cada vez mais indícios de que são úteis para melhorar a saúde mental e para tratar doenças como ansiedade generalizada ou formas leves de depressão. Assim como os medicamentos vendidos com receita, as ervas e os adaptógenos têm possíveis efeitos colaterais e podem oferecer perigo ao organismo se forem usados sem a orientação adequada de um profissional de saúde formado em medicina integrativa.

Na comunidade médica, existe um debate sobre a necessidade de suplementos na prevenção de doenças e na manutenção da saúde. Alguns colegas recomendam suplementos para todos os pacientes, enquanto outros zombam automaticamente da ideia. Essa disparidade de opiniões pode gerar certa confusão se você estiver seguindo as evidências. Hoje, posso encontrar um estudo que indica que um suplemento específico baixa o risco de câncer e doença cardíaca; na semana seguinte, leio um estudo que mostra o contrário: que, na verdade, o mesmo suplemento aumenta os riscos dessas doenças. A maioria dos especialistas em saúde concorda que a melhor maneira de obter os nutrientes é por meio da alimentação. É um método comprovado pelo tempo, não tem efeitos colaterais ocultos e proporciona nutrição para o seu corpo de um jeito que ele consegue reconhecer e absorver.

Dito isso, há casos em que a suplementação faz sentido. A maioria dos ginecologistas e obstetras recomenda vitaminas pré-natais para gestantes a fim de reduzir o risco de defeitos no tubo neural do bebê. Há boas evidências de que a suplementação de riboflavina previne enxaquecas, e suplementos de ferro podem ser recomendados a quem tem anemia. Há outros casos individualizados, como a necessidade de tomar óleo de peixe ou L-teanina quando o indivíduo não consegue obter esses nutrientes por meio da alimentação. É aconselhável conversar primeiro com seu médico de confiança antes de seguir a rota dos suplementos. Se a sua intenção for obter o máximo possível de nutrição, a alimentação é o melhor ponto de partida.

Em resumo

A alimentação é uma parte essencial da proteção e da manutenção da saúde mental. Ramsey e eu concordamos que comer para ter saúde mental vai além da comida em si. A questão é tornar a refeição mais alegre e consciente. Prepare pratos de que gosta, cozinhe com a família, não se apresse ao saborear os prazeres da boa comida e da boa companhia.

"Minha receita de comida para os pacientes é: frutos do mar, hortaliças, oleaginosas e leguminosas – e um pouquinho de chocolate amargo", disse Ramsey. "Durante muito tempo, houve discussões demais sobre alimentação saudável e, francamente, estavam todos debatendo a coisa errada. No passado, ninguém levava a saúde mental em consideração. Mas estamos aprendendo que acrescentar ao prato alimentos mais ricos em nutrientes de uma maneira que lhe agrade é uma medida muito efetiva para manter o cérebro saudável."

Seu manual de autocuidado: Maneiras testadas e comprovadas de nutrir a saúde mental

Agora que você entende o papel da comida para nutrir a saúde mental, é ainda mais importante incluir refeições ricas em nutrientes no manual de autocuidado. Como já vimos, não há necessidade de mudar completamente sua alimentação; não é o que queremos. Em vez disso, procure pequenas maneiras de acrescentar alimentos que melhoram o humor ao que você já gosta de comer. Assim, é possível otimizar a saúde mental e também se divertir.

Faça a troca

Não é nenhum quebra-cabeça. Para ter equilíbrio, acrescente alimentos ricos em nutrientes à alimentação fazendo somente algumas substituições. Em vez de café todos os dias, por exemplo, tome uma xícara de matcha de vez em quando, assim você terá uma dose de cafeína para acordar, mas também um reforço calmante de L-teanina. Na próxima vez que for pedir comida pronta, pense num prato com peixe ou legumes assados em vez de batata frita como acompanhamento. Com essas pequenas alterações, você já começa a notar grandes mudanças em seu estado de espírito.

Coma mais folhas

Há uma razão para tantos especialistas em saúde sugerirem uma alimentação à base de vegetais. Frutas e hortaliças são ricas em fitonutrientes que combatem inflamações e fornecem a matéria-prima para o cérebro. Para aproveitar ao máximo esses alimentos ricos em nutrientes, acrescente mais verduras às refeições. Acrescente couve ou espinafre à sopa ou ao guisado de frango, e alface-roxa fica deliciosa em tacos e wraps. Incorporar mais hortaliças à alimentação, ainda que você adore carne, traz benefícios à sua saúde física e mental.

Torne a comida reconfortante mais rica em nutrientes

Não há razão para abandonar seus pratos preferidos, principalmente quando você está lidando com depressão ou ansiedade. Em vez disso, você pode transformá-los para obter mais nutrientes. Por exemplo, acrescente sardinha ao seu macarrão preferido para ter uma boa dose de ômega-3. Misture couve na vitamina da manhã ou prepare-a como acompanhamento de um bom prato de feijão com arroz. Não há necessidade de abandonar os pratos que você ama. Pense em maneiras inteligentes de incrementar sua alimentação para nutrir melhor seu cérebro.

Mude aos poucos

Quando começamos aos poucos, é possível gradualmente ir encontrando um modo próprio de acrescentar sabores distintos aos pratos de sempre. Comprometa-se a comer para ser feliz, fazendo as escolhas alimentares certas. Você vai se sentir melhor antes mesmo de começar. Saber que o que você põe no prato tem o potencial de afetar seu estado de espírito é poderoso, e essa percepção lhe dá mais controle sobre a vida. Quando consegue ser mais proativo e assume o controle da alimentação para promover a saúde mental, você obtém uma dose extra de energia que vai acentuar ainda mais o efeito da comida.

CAPÍTULO 10

MEXA O CORPO PARA O BEM DA MENTE

Manter o corpo com boa saúde é um dever; [...] caso contrário, não seremos capazes de manter a mente clara e forte.

– Buda

Lewis sempre foi atlético. Praticava vários esportes no ensino médio e na faculdade, e chegou a entrar no time de softball da empresa quando começou a trabalhar. Agora, com 40 e poucos anos, não tinha mais tanto tempo para os esportes competitivos, mas continuava inscrito numa academia perto de casa. Sua rotina incluía ir diretamente para lá depois do trabalho, fazer musculação e terminar com uma corridinha na esteira.

Em nossa primeira consulta, ele me disse que se sentia preso. Achava que não tinha uma doença mental, mas não estava feliz com a vida que levava. Ele e a namorada de longa data haviam se separado recentemente. Embora quisesse dar a volta por cima e seguir em frente, Lewis se viu revivendo as mesmas antigas discussões e discordâncias com a ex. Era claro que nenhum dos dois estava conseguindo superar e, por isso, continuava numa espécie de purgatório dos relacionamentos. Nem juntos, nem separados – só fazendo o outro sofrer com as brigas diárias.

Lewis começara a consultar um psicólogo não muito depois do rompimento com a namorada, porque tinha visto uma postagem nas redes sociais incentivando as pessoas a conversarem com alguém sobre os problemas antes que eles saíssem do controle. Mas, depois de alguns meses de consultas regulares, ele achou que estava preso no mesmo padrão com a ex e que a terapia não o estava levando a lugar nenhum. Lewis e o terapeuta tinham sempre as mesmas conversas. Parecia que ele não achava um jeito de avançar. Quando veio me ver, admitiu que não tinha certeza de que saberia mudar a própria vida.

No exame físico anual, o clínico geral de Lewis, depois de saber da mudança de humor e da queda na motivação e notar um certo ganho de peso, receitou um antidepressivo comum. Lewis tomava o comprimido todas as manhãs direitinho, mas achava que não estava surtindo efeito. Esperava que outro medicamento, ou talvez uma dose diferente, o ajudasse a fazer as pazes com o rompimento, sentir-se menos ansioso e continuar com a vida. Meses depois de ficar só esperando que a vida melhorasse, ele finalmente veio me consultar.

"Não gosto mais de sair", explicou. "Tenho muito medo de encontrar a minha ex. Não tenho estrutura para lidar com isso."

Por causa desse medo, Lewis passava quase todo o tempo livre na cama, assistindo a filmes e atendendo aos telefonemas problemáticos da antiga namorada. Ele disse que esperava que algo mudasse, mas não sabia dizer que tipo de mudança faria diferença. Ele me contou que até parara de ir à academia nos últimos meses.

"Não tenho vontade. Sofri uma lesão no quadril por causa do futebol americano. Eu me machuquei no ensino médio. Quando dói, sei que preciso me afastar da academia. Não quero que piore."

Conforme avançamos na conversa, ficou claro que Lewis não estava só dando um tempo na academia. Ele quase não se mexia mais. Todos os dias, ia do apartamento ao carro, do carro ao trabalho, do trabalho ao carro, e então voltava ao apartamento.

De acordo com o celular, quando dava 3 mil passos em 24 horas, considerava um dia ativo. Para alguém acostumado a fazer exercícios, essa era uma queda vertiginosa em sua atividade física regular. Foi um dos fatores que soaram um sinal de alerta para mim na primeira vez em que conversamos no consultório.

Como Lewis me disse que a medicação não estava fazendo nenhuma diferença, receitei um novo antidepressivo para ver se ajudaria a melhorar a energia e a acalmar os pensamentos acelerados. Algumas semanas depois, ele me disse que o novo remédio, como o anterior, também não funcionava. Ele ainda estava preso ao mesmo tipo de vida, como no filme *Feitiço do tempo*. Nesse momento, ele se perguntava se ainda teria capacidade de se sentir melhor. Depois de conversar sobre os cinco pilares do autocuidado para a saúde mental numa de nossas consultas, Lewis decidiu que se concentrar no movimento seria um bom ponto de partida.

Algumas consultas depois, ele me disse que se sentia mais animado. O efeito foi tão radical que, a princípio, pegou a nós dois de surpresa. Na conversa, ele me contou que fora intencionalmente à academia fazer exercícios leves. Depois, notou uma melhora drástica no humor. Sentiu-se mais motivado e calmo, a ponto de ter mais controle das emoções nas tensas conversas telefônicas com a ex. Mais algumas idas à academia, e ele percebeu que seu estado de espírito continuava em alta. Então admitiu a si mesmo que mexer o corpo tinha um efeito direto sobre sua saúde mental. Depois que retomou a rotina de exercícios, ele se sentiu muito melhor do que antes.

"Nem sempre tenho vontade de ir à academia", disse ele. "Mas me sinto muito bem quando termino os exercícios, e essa sensação perdura. Eu me lembro disso quando começo a pensar em não ir."

Eu me identifiquei com o que Lewis estava me contando. Quando convivia com a depressão, notei que meu humor também melhorava depois de uma aula de yoga. E o yoga ainda traz o benefício da respiração consciente e do componente espiritual para promover a saúde da mente. Como forma de movimento, é uma ferramenta poderosa que aumenta a sensação de bem-estar e ajuda a melhorar o humor.

Mexa-se e tenha saúde

Antes mesmo de descobrir o yoga, eu já conhecia o poder do exercício físico para o meu bem-estar. Quando morava em Nova York, passava horas caminhando do Lincoln Center até a Times Square, depois até a Universidade Colúmbia, para então voltar à Juilliard. Com os fones de ouvido, perdido no ritmo das minhas músicas favoritas, às vezes ficava horas andando. Descobri que essas caminhadas eram ótimas para limpar a minha mente, relaxar o corpo e equilibrar meu humor, mesmo nos dias mais estressantes. Desde então, sei que o movimento tem um papel importante na manutenção da minha saúde mental. Eu me sinto melhor depois de uma rápida corrida, de um passeio com o cachorro ou de uma hora de yoga. Com o movimento, me sinto bem.

Você já ouviu muitas pessoas dizerem que o "exercício aeróbico" ou a "musculação" promovem a saúde mental. Sim, é verdade, e as evidências científicas sustentam essas afirmações. O que você talvez não saiba é que não é preciso correr uma maratona, fazer treino intervalado de alta intensidade, muito menos levantar 120 quilos no supino para gozar desse efeito. Basta mexer o corpo. E não é preciso muito. Embora Lewis seja fã de arrancadas rápidas na esteira ergométrica e hoje eu me sinta atraído pelo tapetinho de yoga, uma curta caminhada pelo bairro, uma rápida dança na cozinha enquanto prepara o jantar ou um trato no jardim numa tarde de sol também são muito benéficos. Para a saúde mental, o mais importante é você encontrar modalidades de que realmente goste para mexer o corpo e manter uma certa assiduidade, mesmo quando não estiver com muita vontade. A maioria dos indivíduos luta contra a ideia de acrescentar mais movimento à vida, mas, quando eles entendem que na verdade o exercício é um remédio, ele passa a fazer parte do tratamento.

O Dr. Joseph Firth, pesquisador da Universidade de Manchester, no Reino Unido, passou a carreira estudando os benefícios da atividade física para a saúde mental. Firth pertence a um novo grupo de cientistas que observa fortes indícios de que o movimento regular, além de prevenir e controlar doenças como as cardiopatias, o diabetes tipo 2 e o câncer, também apoia a saúde mental. E, o que é melhor: funciona para todo mundo. Os estudos de Firth demonstraram que o movimento frequente, além de prevenir a doença mental em pessoas saudáveis, também ajuda a aliviar os sintomas debilitantes de doenças mentais mais graves, como esquizofrenia e transtorno bipolar.

"Com base nas evidências que estamos encontrando, queremos enfatizar a importância de reduzir os hábitos sedentários", disse Firth. "Até a Organização Mundial da Saúde atualizou suas diretrizes acerca da atividade física para incluir que todo movimento é importante, e ainda reconheceu que fazer qualquer coisa é melhor do que não fazer nada. Hoje, temos uma vida tão sedentária que não fazemos nem o mínimo necessário para o corpo funcionar normalmente."

Isso inclui o cérebro: quando não nos mexemos com regularidade, a saúde mental também sofre.

Uma explicação evolutiva

Para entender por que o movimento se tornou um fator decisivo para a saúde mental, pense como era o dia a dia de nossos ancestrais séculos atrás. Muito antes do surgimento de supermercados e eletrodomésticos, os seres humanos levavam uma vida de caçadores-coletores. Para manter a sobrevivência básica, precisavam se mexer constantemente para encontrar fontes abundantes de comida e água. Precisavam também se manter atentos a possíveis predadores. Esse tipo de atividade vigilante exigia uma boa potência cerebral. Dado o fato de que o cérebro humano precisa de muita energia para funcionar direito – ele gasta cerca de 20% do estoque total de energia do organismo –, muitos biólogos evolutivos acreditam que esse órgão evoluiu naturalmente para funcionar melhor quando o corpo está em movimento. É ele que melhora o fluxo de sangue rico em oxigênio no cérebro e promove a conectividade neuronal. Se pensarmos nisso, até que faz muito sentido.

"Como somos uma espécie de caçadores-coletores, precisamos nos mover pelo ambiente para sobreviver", explicou Firth. "É quando estamos em movimento que o cérebro precisa estar mais ativo e atento ao que está acontecendo ao redor. Afinal, você está caçando e procurando frutas e outros alimentos. Você quer ter certeza de que não está andando em círculos enquanto procura novas fontes de alimento e fica de olho nas ameaças."

De acordo com Firth, há indícios de que o exercício faz os músculos liberarem o fator neurotrófico derivado do cérebro (BDNF). Lembre-se de que o BDNF é aquela molécula que protege o cérebro do estresse e o ajuda a se manter ágil e em boa forma para nos adaptarmos melhor ao mundo que nos cerca. Dá para imaginar que nossos antepassados que percorriam a savana atrás de comida se beneficiariam desse "adubo" a mais no cérebro. Assim, estariam mais afiados e criativos na hora de procurar e obter alimentos diferentes. E ficariam de olho nos predadores sem ser totalmente vencidos pelo estresse também. Esse BDNF extra os deixaria à frente dos riscos e das ameaças do ambiente e asseguraria sua segurança e seu bem-estar. Sem falar que também os motivaria a continuar, mesmo quando a comida fosse escassa por algum tempo.

"A liberação de BDNF é uma consequência da evolução; nós fomos projetados para que o cérebro e o corpo fiquem ativos ao mesmo tempo", explicou Firth. "Quando tiramos a atividade física da equação, acabamos tirando também esse incentivo para o cérebro."

É claro que hoje não precisamos ir além da mercearia e do supermercado para coletar nossa comida. Na verdade, nem precisamos ir; alguns toques no celular trazem o prato predileto à nossa porta em menos de uma hora. Em geral, também não temos que nos preocupar tanto com predadores e riscos ambientais. O resultado é que a grande maioria de nós passa a vida preguiçosamente, com o corpo fazendo o mínimo esforço possível para se manter ereto. Isso tem um profundo efeito negativo sobre a saúde física e mental.

"Não chegamos nem perto do nível de atividade física que o corpo foi projetado para ter só para funcionar normalmente", disse Firth. "É por essa razão que todo mundo sofre de diabetes, pressão alta e outros problemas de saúde. Como parte disso, não temos BDNF. Não temos mais aquela potência cerebral. Basicamente, é por isso que precisamos de um corpo vigoroso e em movimento para ter uma mente saudável."

O corpo humano não foi projetado para ser sedentário. Ele precisa se mexer para prosperar. Isso não significa que você tenha que imitar o estilo de vida dos caçadores-coletores; provavelmente, se tentasse, nem conseguiria. Isso também não quer dizer que precise ser um superatleta. Deixe as maratonas e a natação de resistência para quem gosta. A questão é achar maneiras de se sentar menos e se mexer mais. Além de prevenir o surgimento de problemas de saúde física, o movimento ajuda o cérebro a funcionar de forma adequada.

Exercício versus ansiedade

Pense em como seu corpo reage quando você está nervoso ou estressado. Volte ao exemplo que usamos no capítulo 6, do urso--pardo que se aproxima do acampamento. Ou imagine como se sentiu antes de um evento em que falou em público ou naqueles instantes logo antes de convidar alguém para sair pela primeira vez. Como você deve se recordar, nesses momentos o sistema nervoso simpático entra em ação. A respiração se acelera, a frequência cardíaca aumenta, a pressão arterial começa a subir. O sangue corre para o cérebro e para os músculos dos braços e das pernas. O corpo, graças à reação do sistema nervoso simpático, está pronto para pensar e se mexer depressa, e lidar com a situação da melhor maneira possível.

Agora, pense em como o corpo responde ao esforço físico. Nota as semelhanças? Há muitas coisas em comum entre o modo de reagir ao esforço físico e à ansiedade. Respirações mais curtas e superficiais? Sim. Frequência cardíaca elevada? Sim! Pressão mais alta? Sim também. Provavelmente, a palma da mão fica úmida e a boca, seca. Os dois estados são quase idênticos.

Menciono aqui a semelhança entre os sintomas fisiológicos porque (a) eles ajudam a ilustrar que o exercício une o corpo e a mente por meio da resposta do sistema nervoso simpático, e (b) o exercício lhe oferece a oportunidade de lidar com esses sintomas num ambiente controlado antes de entrar na total sobrecarga simpática.

Deixe-me explicar. Jess, uma paciente minha, foi uma estrela do vôlei no time da faculdade. Ela jogava no ensino médio sem muitos problemas, mas, quando chegou à faculdade, a competição em nível profissional a fez desenvolver uma horrível ansiedade pré-jogo. Quando me procurou, ela disse que passava uma hora antes de cada partida vomitando no banheiro.

Os ansiolíticos a ajudaram a se acalmar, mas interferiram no desempenho em quadra. Ela contou que os remédios a deixavam cansada e diminuíam seu tempo de reação.

"Não estou mais vomitando, e é claro que isso é ótimo", contou ela. "Mas fico muito menos alerta quando chego lá. Sinto que estou no meio de uma névoa quando deveria estar na melhor forma possível para jogar."

Sua história me lembrou meu nervosismo antes das apresentações quando eu estudava na Juilliard. Vou lhe dizer que tocar ao vivo no Avery Fisher Hall, em Nova York, é a ocasião perfeita para ficar com os nervos à flor da pele. Cheguei a começar a fazer cem polichinelos ou correr no mesmo lugar antes de estudar em casa, porque queria simular a sensação que tinha no palco. Com o exercício aeróbico ativando o sistema nervoso simpático, tomei mais consciência do que aconteceria com meu corpo em resposta ao estresse emocional de uma audição ou uma apresentação ao vivo. Com o tempo, isso me ajudou a reconhecer aquela reação fisiológica e tocar apesar do nervosismo. Aprendi que, se corresse no mesmo lugar para ativar de propósito o sistema nervoso simpático, quando parava de correr conseguia desativá-lo com respirações lentas e conscientes. Precisei treinar, mas acabei aprendendo também que ainda tinha algum controle sobre a reação natural do corpo à ansiedade. Em última análise, o tempo que passei treinando para controlar o sistema nervoso simpático fez uma enorme diferença naquelas grandes apresentações.

Quando sugeri que tentasse algo parecido, Jess se mostrou cética. Não achava que polichinelos fossem suficientes para resolver essa questão (vamos ser francos, talvez não resolvessem mesmo; a forma física dela era muitíssimo melhor que a minha quando estudante). Mas, enquanto conversávamos mais sobre estratégias para controlar a ansiedade, ela me contou que, num acampamento de verão para jogadoras de vôlei, o chuveiro do vestiário só tinha água fria. "Eu detestava aquilo", disse ela. "Tinha acabado de me exercitar, mas sentia que o coração sairia pela boca, só prevendo aquela água gelada. Saía de lá o mais rápido possível." Essa reação física à água fria era algo que ela poderia usar para simular a própria reação do sistema nervoso simpático. Para ajudar a controlar a ansiedade pré-jogo, Jess começou a tomar um banho gelado antes do treino de vôlei. Isso imitava o estado de nervosismo e lhe dava a oportunidade de buscar maneiras de gerenciar aqueles sentimentos "de tudo ou nada" dos jogos universitários. Jess também achou útil fazer exercícios respiratórios para controlar o medo, principalmente a respiração 4-7-8, e começou a usar a técnica antes de se unir ao time na quadra.

Embora a combinação de chuveiro frio e exercícios respiratórios não aliviasse imediata e completamente a ansiedade de Jess, o efeito foi cumulativo. Em poucas semanas, embora ainda se sentisse nervosa antes de jogar, ela conseguiu bom desempenho sem pôr o almoço para fora antes de cada jogo. E usou essas técnicas de autocuidado para controlar a ansiedade e se concentrar em dar o melhor de si na quadra.

Os inúmeros benefícios do movimento

Nas conversas com Lewis sobre exercícios durante as sessões, ele me contou que gostava de intervalos de corrida de alta intensidade na esteira, em que se alternam arrancadas explosivas com corrida de baixa intensidade.

"Faço esses intervalos e, às vezes, sinto o barato do corredor", contou. "Mas, mesmo que isso não aconteça, eu me sinto bem e relaxado no restante do dia."

Muitos atletas de elite falam do barato do corredor durante a atividade física intensa, que consiste em sentimentos de euforia, relaxamento e menos sensibilidade à dor. Como já vimos, o sistema nervoso simpático é ativado em reação ao movimento físico (inclusive na corrida). Ele faz o coração bater mais rápido e trabalhar com afinco para levar o sangue oxigenado aonde é mais necessário. As endorfinas (substâncias do corpo que reduzem a percepção de dor física) são liberadas, assim como os endocanabinoides (substâncias químicas que regulam o humor e o estresse emocional). Embora haja alguma controvérsia sobre a função das endorfinas na alteração direta do humor em resposta à atividade física, já se constatou que o nível de endocanabinoides se eleva no sangue como reação ao exercício, e que esse aumento tem associação direta com a melhora do humor.[1] Em essência, quando o corpo está em movimento, os endocanabinoides que trazem bem-estar são liberados na corrente sanguínea. E então podem ir diretamente para o cérebro. Essas substâncias funcionam quase como um antidepressivo, além de reduzirem a reação fisiológica do corpo ao estresse.[2]

Dado o modo como movimento e saúde cerebral estão interligados, não é nenhuma surpresa descobrir que o exercício também promove a liberação de BDNF e de neurotransmissores como dopamina, norepinefrina e serotonina.[3] Esses neurotransmissores estão relacionados à regulação do humor e à melhora da aprendizagem e da memória. Afinal de contas, nossos ancestrais caçadores-coletores não tinham que ser apenas calmos e motivados. Precisavam estar no máximo da potência mental para encontrar fontes de água e comida o mais rápido possível.

"O exercício pode melhorar o funcionamento das áreas de detecção de ameaças do cérebro e a forma como ele processa essas ameaças e a ansiedade", explicou Firth. "Com isso, ele ajuda a modular as emoções. E também reduz o déficit cognitivo."

Muitas doenças mentais produzem déficits cognitivos que dificultam a concentração e a execução de tarefas complexas, podendo criar problemas de memória de curto e longo prazos. Sofrer um déficit cognitivo em consequência de doenças mentais como depressão ou demência pode afetar quase todos os aspectos da vida.

"Torna-se mais difícil entender as situações sociais e as interações sociais complexas", disse Firth. "É óbvio que são um incômodo, mas os déficits cognitivos também impactam a capacidade de manter o emprego, as amizades e os relacionamentos. Eles causam aquele efeito em cadeia que dificulta a vida cotidiana. E, se não há como levar a vida com tranquilidade, forma-se um círculo vicioso, tornando ainda mais complicado superar a doença mental."

Essa é outra razão para o exercício regular ser tão importante para a saúde da mente. A pesquisa de Firth mostrou que pacientes com esquizofrenia demonstraram melhor cognição depois de intervenções com exercícios.[4]

"Como tratamento coadjuvante, vemos que o exercício reduz os sintomas psiquiátricos e fortalece a função cognitiva", continuou Firth. "A atividade física pode ajudar muito na atuação das pessoas no mundo real."

Nem todos alcançam o barato do corredor. A maioria não consegue, para dizer a verdade. É preciso um exercício bem intenso para chegar lá. No entanto, até atividades físicas simples e movimentos básicos foram relacionados à melhora do humor, ao aumento da sensação de calma e à melhor cognição. É por isso que instituições como a Organização Mundial da Saúde defendem enfaticamente mais movimento no dia a dia. Mesmo em doses menos intensas, o movimento é importante para promover a saúde mental e o bem-estar geral.

Outras razões para se exercitar

A atividade física não se limita à liberação de moléculas e substâncias neuroquímicas como os endocanabinoides, a serotonina e o BDNF. Já se demonstrou que o exercício regular eleva o nível de energia. Todas as nossas células contêm pequenas organelas chamadas mitocôndrias.[5] Talvez você se lembre delas como os componentes celulares enrugadinhos nas aulas de ciência. Elas são as usinas de energia da célula. E oferecem, inclusive aos neurônios do cérebro, a energia necessária para ter o melhor desempenho. Quando você é fisicamente ativo, suas células são forçadas a criar ainda mais mitocôndrias para fornecer energia suficiente para satisfazer sua necessidade metabólica. Como resultado, a energia pode aumentar e a fadiga, diminuir.

Por falar em fadiga, o movimento regular também ajuda a promover hábitos de sono mais saudáveis. Embora os cientistas não saibam direito por que nem como o exercício tem uma influência tão poderosa sobre nosso modo de dormir, estudos mostraram que a atividade física regular reduz o tempo para adormecer, faz dormir mais tempo e aumenta o sono profundo de ondas lentas obtido no decorrer da noite.[6] O movimento feito com regularidade assegura que você durma o suficiente para manter o cérebro saudável.

Mas isso não é tudo. A atividade física ajuda a reduzir a inflamação do corpo todo. Você já sabe que a inflamação crônica está ligada a doenças físicas, como as cardiovasculares e o diabetes, mas também a doenças mentais, como depressão, ansiedade e TEPT. Quando movimenta o corpo regularmente, seja dando um passeio ou fazendo musculação, substâncias anti-inflamatórias são produzidas.[7] Quando passam pela corrente sanguínea, essas substâncias ajudam a contrabalançar o cortisol e outros hormônios do estresse no corpo e no cérebro – e a prevenir a inflamação crônica e o desenvolvimento da doença mental.

Um programa individualizado

Agora que sabe que a atividade física deixa sua marca no cérebro, você pode estar se perguntando quanto exercício é necessário para fazer bem à saúde mental. Como já disse, o que é bom para o coração é bom para o cérebro. E talvez você tenha visto as diretrizes da Associação Americana do Coração (American Heart Association, AHA) em relação a esse assunto.[8] A entidade recomenda 150 minutos por semana de exercícios de intensidade moderada, que, definidos livremente, significam qualquer movimento que faça o coração bater mais depressa que o normal. A respiração deve se acelerar, mas você ainda deve ser capaz de conversar sem muita dificuldade. Uma caminhada acelerada, uma volta de bicicleta numa rua plana ou uma limpeza com o aspirador em casa contam como movimento de intensidade moderada.

Para quem já se envolve com alguma forma de exercício regular, a AHA diz que 75 minutos semanais de atividade aeróbica vigorosa mais dois dias de musculação já são suficientes. O exercício vigoroso leva as coisas um pouquinho além. Lembra-se daquela conversa confortável que você teria com a atividade moderada? No nível vigoroso, falar se torna um desafio, porque você está respirando com mais força. A hora da conversa acabou. Você precisa da respiração para manter o corpo funcionando. Atividades como corrida, montanhismo e esportes populares como basquete e futebol estão na categoria de exercício vigoroso.

Talvez você pense: "Tudo isso é bom para a saúde do coração, mas quero melhorar a saúde mental." Por coincidência, a Associação Europeia de Psiquiatria publicou suas diretrizes de atividade física e as recomendações são quase idênticas às da AHA: 150 a 300 minutos de atividade moderada por semana.[9] Embora ainda estejamos esperando as recomendações oficiais de exercícios para a saúde mental nos Estados Unidos, as evidências são cada vez mais claras: o movimento pode ser um componente essencial para o controle de doenças mentais como depressão e transtorno bipolar.[10] A pesquisa de Firth sobre exercícios e tratamento psiquiátrico mostra que a atividade física é benéfica até em doenças mentais mais graves, como a esquizofrenia: ela ajuda a aliviar muitos sintomas quando realizada em conjunto com terapias medicamentosas tradicionais.[11] Há cada vez mais indícios de que, ao exercitar regularmente o corpo e combinar esse movimento com outros tratamentos convencionais, você se prepara para ter um alívio maior dos sintomas que geralmente acompanham a doença mental, como o ganho de peso induzido por medicamentos e a névoa mental.

Quando converso com os pacientes sobre adicionar mais movimento à rotina, invariavelmente uma das primeiras perguntas é: "Como?" Nem todos eles são tão experientes quanto Lewis ou Jess quando se trata de programas regulares de exercício. Com tantas opções existentes, é comum as pessoas terem dúvida do que fazer ou por onde começar. Firth disse que essa preocupação é mais do que compreensível. Começar pode ser um desafio, sobretudo quando você já tem dificuldades com seu humor ou outros sintomas de doença mental.

"Pode ser difícil justificar tarefas extras, como as intervenções de atividade física, quando há consequências reais de conviver com a doença mental grave", disse ele. "Há também uma falta de acesso a tratamentos baseados em evidências e a medicamentos corretos, ou até mesmo a consultas médicas. Mas eu acrescentaria que os atuais tratamentos de primeira linha nem sempre oferecem bons resultados. A atividade física pode ajudar."

Não é preciso frequentar uma academia cara nem de se inscrever em aulas locais de exercícios ao ar livre. Comece onde se sentir à vontade. Firth recomenda iniciar com uma atividade física de que você goste e que realmente se disponha a praticar. Se gosta de dançar, dance. Se correr faz mais seu estilo, calce os tênis. Se você só consegue dar um curto passeio pelo bairro, já é um bom ponto de partida. Apesar de numerosos estudos tentarem identificar o tipo "certo" de exercício para melhorar a saúde mental, os indícios mostram que a melhor atividade física é aquela que você já pratica regularmente.

"As pessoas dão uma ênfase exagerada a descobrir o que é o mais adequado a fazer", explicou Firth. "É exercício aeróbico? Musculação? Exercícios ao ar livre? Exercícios em grupo? Esportes? Em termos realistas, tudo isso é ótimo. Você não precisa correr se preferir a musculação. Não precisa fazer musculação se gostar de yoga. Quanto mais mergulhamos nos diversos tipos de exercício, mais vemos que todas as formas são igualmente adequadas para obtermos ganhos para a saúde e o bem-estar."

Isso significa que o primeiro passo para acrescentar mais movimento à rotina é criar objetivos pequenos mas concretos para a semana. Abrir espaço para o movimento, da mesma forma que acontece com a incorporação de alimentos mais ricos em nutrientes à dieta, não deveria exigir uma reformulação total e imediata do seu estilo de vida. Firth indica que a atividade física traz mais benefícios quando você começa devagar e vai incrementando tanto a intensidade quanto a quantidade. Para algumas pessoas, o ideal pode ser meia hora de esteira cinco vezes por semana. Para outras, uma curta caminhada até uma livraria depois do almoço. Faça o que for possível.

"Escolha uma meta que você possa alcançar esta semana ou no mês que vem", sugere Firth. "Então reveja esse objetivo quando o alcançar. Escolha uma meta fácil para você ou algo que lhe desperte entusiasmo. Obviamente, se você for atleta, talvez precise de exercícios específicos para a sua modalidade. Mas, fora isso, deveria ser algo que goste de praticar. Os indícios confirmam que o que você já faz é a coisa certa; portanto, adote um método individualizado para seu programa de exercícios."

Saia do sofá

Nosso corpo foi feito para se mexer – inclusive o cérebro. Hoje, mais do que nunca, cientistas e médicos entendem que a atividade física é importante para a saúde e o bem-estar. "Nunca é cedo demais para começar", disse Firth. "E quer saber? Nunca é tarde demais também. É preciso dar um jeito de se mexer mais."

Quando tiver um plano de atividade física regular, você sentirá mudanças no seu nível de energia, na qualidade do sono, no estado de espírito e na capacidade de controlar o estresse. Lembre-se: não estamos falando de maratonas nem de esportes de resistência. Basta movimentar o corpo em qualquer atividade que você ache agradável. A longo prazo, isso já promoverá grandes ajustes à sua saúde mental.

Seu manual de autocuidado: Estratégias para mexer o corpo pelo bem da mente

Agora que você entende que o movimento tem um papel decisivo na saúde mental, é importante dar um jeito de incorporar mais atividade física à vida cotidiana. Hoje, o estilo de vida sedentário não é incomum, e essa falta de movimento tem o poder de prejudicar a saúde física e mental.

Enquanto pensa em como acrescentar mais movimento ao dia a dia, lembre-se de que Roma não se fez num dia. Ninguém espera que você comece a treinar para participar de um triatlo nem que entre em um dos times de vôlei da cidade. Como na alimentação, tentar uma reformulação completa e imediata do programa de exercícios provavelmente só vai trazer desânimo. Em vez disso, encontre pequenas maneiras de colocar mais movimento no seu dia. Comece uma rotina de atividade física que possa crescer com o tempo. Eis algumas sugestões para ajudar você a se mexer para ter saúde mental.

Mexa-se com atenção plena

Como no caso da respiração, vale a pena ter consciência atenta durante o exercício. E muito. Perceba como se sente depois de se movimentar para apreciar os vários efeitos positivos do exercício. Dedique alguns minutos a avaliar seu estado de espírito logo depois de terminá-lo. Com frequência, assim que a atividade chega ao fim, só nos concentramos nas sensações físicas – dores nas pernas ou cansaço. Também é bastante útil verificar o que acontece com nosso humor. Reconheça que está mais animado ou que sente mais clareza mental. Note a conexão entre o movimento e o bem-estar. Isso ajuda você a se motivar para fazer algum tipo de atividade física, mesmo nos dias em que não sentir vontade.

Recomendo o yoga por causa dos elementos de atenção plena; no entanto, há outras práticas que ajudam você a se movimentar de forma mais consciente. Tai chi, dança e corrida lhe dão a oportunidade de se concentrar na respiração e prestar atenção no modo como o corpo reage a pensamentos e emoções.

Encontre o momento

Quando se trata de movimento, é importante começar onde puder. Por exemplo, você pode fazer questão de se alongar todas as manhãs logo depois de se levantar da cama ou de fazer uma caminhada na hora do almoço. Talvez se decida por uma série rápida de dez polichinelos antes de alguma reunião. Pode acrescentar um passeio tranquilo de bicicleta nos fins de semana ou só dançar na cozinha enquanto prepara o jantar da família. O jeito como você pode e quer se movimentar é o certo.

Desenvolva uma rotina

Torne o movimento inegociável. Os indícios são claros: movimento é remédio. É importante tratá-lo assim. Portanto, coloque a caminhada diária na lista de tarefas. Configure alarmes no celular para não se esquecer de se levantar e se mexer um pouco entre as reuniões. Marque com antecedência a hora da academia ou da aula de yoga. Torne o movimento algo que você *tem* que fazer em nome da sua saúde e de seu bem-estar. Quando trata o movimento como escovar os dentes ou tomar banho, é muito mais provável que você dê continuidade a ele.

Acrescente um elemento social

Às vezes é difícil cumprir o que você planejou. Se você estiver em um dia ruim, é fácil deixar de lado a atividade física. Mas quando inclui um elemento social ao movimento, seja uma aula em grupo, seja apenas encontrar amigos para uma caminhada, é mais difícil faltar. Os outros contam com você. Para além do aspecto da responsabilidade, acrescentar um elemento social à atividade física costuma torná-la bem mais agradável e, em consequência, lhe dar mais uma razão para continuar.

Aplicativos e mais

Você pode se beneficiar de um aplicativo, um smartwatch e até uma aula on-line gratuita. Embora, em alguns aspectos, os televisores e os celulares tenham nos levado a nos mexer muito menos do que deveríamos, há muitas oportunidades de usar a tecnologia para o bem. Não são necessárias aulas caras em academias, nem *personal trainers* ou equipamento especializado, para aproveitar o movimento. Há muitos vídeos no YouTube e aplicativos gratuitos que ajudam a acompanhar suas metas de movimento e lhe dão a oportunidade de experimentar novas atividades. Use essas diversas tecnologias para se lembrar de se levantar e se mexer e para ter um regime de atividade física variado e divertido.

CONCLUSÃO

INCORPORANDO OS CINCO PILARES DO AUTOCUIDADO

Não conte os dias; faça os dias contarem.
– MUHAMMAD ALI

Viver com saúde mental é uma jornada para a vida toda que exige paciência, perseverança e comprometimento. Encontrar maneiras de incorporar os cinco pilares do autocuidado à rotina regular pode ser uma base robusta para melhorar sua saúde mental, quer você esteja tratando uma doença mental grave ou se sentindo descontente com sua vida atual. O maior objetivo, no entanto, é fortalecer e manter a mente funcionando a seu favor, e não contra você. É isso que vai guiar você para conquistar a melhor vida possível.

Os cinco pilares do autocuidado para a saúde mental – respiração, sono, espiritualidade, alimentação e movimento – estão intrinsecamente entrelaçados. Quando você negligencia um pilar, os outros sofrem. Se não dormir bem, no dia seguinte você vai se sentir atraído por alimentos reconfortantes, ricos em carboidratos. Se não consumir mais alimentos ricos em nutrientes, será difícil movimentar o corpo. Se não movimentar o corpo, provavelmente sua respiração será afetada. E, sem espiritualidade, você terá dificuldade de se conectar com as pessoas que o cercam, inclusive o terapeuta. Cada pilar depende dos outros, e a sua saúde mental depende de todos eles. Comece com uma mudança pequena e veja como se sente. Talvez passe a respirar com atenção algumas vezes ao dia. Isso pode inspirá-lo a acrescentar uma caminhada diária ou uma prática leve de yoga à sua rotina. Pouco a pouco, essas pequenas mudanças acabarão se acumulando e resultando numa melhora significativa de sua saúde física e mental.

Ao se concentrar em melhorar sua respiração, seu sono, seu contato com a espiritualidade, sua alimentação e seu movimento, saiba que haverá idas e vindas. Afinal de contas, nenhum progresso acontece em linha reta e contínua; o crescimento é um processo não linear. Proponho que as dificuldades que você tiver não sejam encaradas como fracassos. Considere-as oportunidades de aprendizado. Como escreveu Samuel Beckett, famoso romancista e dramaturgo irlandês: "Tente outra vez. Falhe outra vez. Falhe melhor."

Talvez você precise experimentar várias práticas até encontrar a mais certa para você, e quem sabe descubra que algumas delas não são tão fáceis quanto você esperava que fossem. Os reveses fazem parte do processo. Além disso, eles têm um lado bom, pois ensinam a alterar de forma significativa e personalizada seu manual de autocuidado para que você continue avançando. Embora nem sempre pareça no momento, são as adversidades que nos ensinam a viver com propósito, equilíbrio, contentamento e esperança.

Compreendo que não seja fácil abrir mão de noções desatualizadas de saúde mental ou aceitar que a medicina moderna não pode oferecer um comprimido ou uma intervenção que dê conta rapidamente dos desafios inevitáveis da vida. Embora pareça haver um milhão de razões para menosprezar o poder curativo do autocuidado, incentivo você a priorizá-lo como medicina baseada em evidências. A parte mais gratificante de meu trabalho é observar os pacientes, muitos deles passando por grande sofrimento emocional, começarem a apreciar a complexidade e a riqueza da vida. A sorrir, a rir alto, a se sentir melhor. O autocuidado funciona; como intervenção que devemos levar a sério, foi tão testado e comprovado pelo tempo quanto qualquer aspecto da medicina moderna.

Minha meta é lhe dar os meios para fortalecer sua resiliência e aumentar seu bem-estar. Embora às vezes pareça que não há nada que você possa fazer, o autocuidado oferece um conjunto de habilidades que você pode acessar a qualquer momento, em qualquer lugar. Ele lhe dá poder, controle e capacidade de agir para entender como melhorar sua saúde mental, um passo de cada vez. E, melhor ainda, o autocuidado funciona perfeitamente em conjunto com a medicação, a terapia e outras intervenções de saúde mental.

Compreendo que algumas pessoas se sintam estagnadas e que você talvez esteja assim há muito tempo; mas, se chegou ao fim deste livro, já está no caminho da cura. Perguntar-se o que pode fazer é o primeiro passo. E, embora incorporar as práticas que apresentei aqui pareça difícil ou pouco prático, quase impossível até, não se esqueça de que, a cada dia, você é capaz de imaginar, sonhar e considerar as possibilidades do que poderia ser a sua realidade.

Minha intenção é que você tenha esperança e até alegria em seu processo de implementar o autocuidado. Nem sempre é simples, tem seus reveses e recomeços, mas, enquanto a saúde mental continuar a ser seu guia, você tem tudo para alcançar o que todos buscamos: uma vida linda, repleta de propósito, equilíbrio, contentamento e esperança.

AGRADECIMENTOS

Durante uma de minhas primeiras conversas com a minha editora, perguntei se ela me daria algum conselho antes de eu começar a escrever *Os cinco pilares do autocuidado*. Naquela época, eu me sentia à vontade escrevendo artigos acadêmicos e matérias de saúde mental para blogs e revistas populares; imaginei que escrever meu primeiro livro não seria diferente. Mas, sentado na varanda naquele dia de verão, ouvi algumas palavras ao telefone que não esqueci: "Divirta-se... e isso é mais difícil do que você pensa."

Ela estava certa. A escrita deste livro foi um processo gratificante, mas uma lição de humildade. E, embora eu espere que seja apenas o primeiro de muitos, nunca vou me esquecer dessa experiência. Assim, gostaria de começar com um agradecimento sincero a Karen Rinaldi. Obrigado por sua dedicação a este livro, por sua dedicação à saúde mental e por me dar uma plataforma para compartilhar minhas ideias sobre um tópico que me interessa muito profundamente. E a toda a equipe da Harper Wave que trabalhou comigo, principalmente Rebecca Raskin e Kirby Sandmeyer, obrigado pela ajuda para tornar o processo de escrita agradável e divertido.

Tenho uma dívida de gratidão com meus pacientes, com quem aprendo todos os dias. Muitas vezes, a psiquiatria é uma área mal compreendida da medicina, que luta há muito tempo para se livrar do estigma que a sociedade lhe impõe. E essa é só uma de muitas barreiras, inclusive o custo das consultas e a cobertura limitada dos planos de saúde, que transformam uma consulta com um psiquiatra em algo mais do que um investimento: um ato de coragem. Admiro meus pacientes por buscar tratamento e segui-lo. Observar sua recuperação me inspira, e este livro não seria possível sem vocês. Obrigado por me permitirem participar de sua jornada de saúde e bem-estar.

Em vários aspectos, escrever um livro é como projetar uma estrutura ao mesmo tempo bela e durável. A Kayt Sukel, obrigado por ser a arquiteta e me manter na linha. Você me ajudou a transmitir minhas ideias de um jeito que faz sentido. Adorei trabalhar e construir este projeto com você.

Várias histórias, entrevistas com especialistas e narrativas de esperança foram incluídas no texto para ajudar a personificar o autocuidado. Gostaria de agradecer aos que me permitiram incluir suas vozes: Dr. Anoop Kumar, Kevin Hines, Dr. Irving Kirsch, Dr. Joseph Firth, pastor Blake Wilson, Dra. Ronique Wilson, Danae Mercer, Alec Brownridge, Chris Isom e Marcus Smith. Todos vocês são defensores do bem-estar e lutam contra o estigma. Continuem assim.

Gostaria de agradecer especialmente ao Dr. Drew Ramsey. Além de contribuir com suas opiniões especializadas para o capítulo sobre alimentação, ele é meu mentor e um bom amigo. Você está abrindo caminho, Drew, para muitos psiquiatras e profissionais de saúde mental por nos ensinar que podemos ampliar a defesa do bem-estar para além das paredes da clínica. Obrigado pelas críticas construtivas, pelo incentivo e por dedicar seu tempo a transmitir ideias que tornam a saúde mental acessível ao máximo de pessoas possível.

Sou grato às muitas organizações profissionais de que participo – como o Center for Green Psychiatry (principalmente minha amiga e dedicada enfermeira psiquiátrica, Hannah Green), a Associação Americana de Psiquiatria (APA) e a Escola de Medicina Dell da Universidade do Texas, campus de Austin – e que apoiaram meu trabalho. Gostaria de agradecer especialmente a Erin Connors e à equipe de relações públicas da APA por me convidarem regularmente a dar opiniões especializadas em reportagens sobre saúde mental. Além disso, a vários colegas psiquiatras – Dra. Sue Varma, Dra. Jessi Gold, Dra. Altha Stewart, Dr. Kevin Simon, Dra. Pooja Lakshmin, Dr. Ian Crooks, Dra. Robin May-Davis, Dra. Sonia Krishna, Dr. Cole Weatherby, Dra. Nakia Scott e Dra. Kristin Yeung Lasseter –, minha admiração por vocês me motiva a me tornar o melhor psiquiatra que puder.

Muitos de nós pensamos em saúde mental, mas não falamos sobre ela. A revista *Men's Health*, na qual escrevi uma coluna mensal e que coproduziu uma série chamada *Friday Sessions*, ajudou a mudar isso com a publicação de conteúdo de saúde mental. Ben Court, Rich Dorment, Spencer Dukoff, Nojan Aminosharei e Marty Munson, obrigado por mostrarem aos homens que cuidar da saúde mental é a coisa mais legal que podem fazer. Fico honrado por trabalhar com vocês.

A minha equipe na United Talent Agency: Mary Pender, Ana Mijich, Nia Nation, Olivia Fanaro e Lia Aponte, obrigado por apoiarem meus projetos e acreditarem em mim. E ao Dr. Bret Stetka, que me deu voz no Medscape, obrigado por me convidar a discutir abordagens clínicas de saúde mental baseadas em evidências que incluem prescrições de yoga, autocuidado e bondade.

Gostaria de agradecer aos homens e mulheres que entrevistei sobre tópicos ligados a saúde mental e autocuidado, principalmente Common, Ant Anstead, Lisa Ling, Mark Groves, Dr. Travis Stork, Don Lemon, Dra. Kelli Harding, Dra. Jenny Wang, Dr. Paul Song, Dr. David Eagleman, Ruston Kelly, Branden Harvey e

Marcus Smith. Agradeço sua dedicação à saúde mental e a gentileza com que me trataram.

A Joy Tutela e à David Black Literary Agency: é difícil encontrar palavras que descrevam como aprecio tudo o que vocês fizeram por mim. Obrigado, Joy, por sonhar comigo, me dizer o que preciso ouvir e me ajudar a fazer as ideias acontecerem. Boa parte de meu trabalho não seria possível sem a sua orientação, e sou grato por ter você ao meu lado.

Escrever um livro exige uma equipe que vai além de agentes, editores e revisores. Serei para sempre grato à minha esposa por seus muitos sacrifícios e por todas aquelas noites e fins de semana sentada a meu lado, com a cabeça em meu ombro, enquanto eu digitava o próximo parágrafo. Por fim, a meus pais. Vocês me viram nos dois lados do divã do terapeuta, e foi seu amor, acima de tudo, que me salvou. Obrigado.

NOTAS

Capítulo 1: Redefinindo a saúde mental

1 Ranna Parekh, "What Is Mental Illness?", American Psychiatric Association, agosto de 2018, https://www.psychiatry.org/patients-families/what-is-mental-illness.

2 Jack Drescher, "Out of DSM: Depathologizing Homosexuality", *Behavioral Sciences* (Basileia, Suíça), 5, nº 4 (dezembro de 2015), p. 565-575, https://www.ncbi.nlm.nih.gov/pmc/articles/PMC4695779/.

3 Robert P. Cabaj, "Working with LGBTQ Patients", American Psychiatric Association, acessado em 24 de março de 2021, https://www.psychiatry.org/psychiatrists/cultural-competency/education/best-practice-highlights/working-with-lgbtq-patients.

4 "Depression", Organização Mundial da Saúde, acessado em 24 de março de 2021, https://www.who.int/health-topics/depression#tab=tab_1.

5 Saloni Dattani, Hannah Ritchie e Max Roser, "Mental Health", *Our World in Data*, 20 de janeiro de 2018, https://ourworldindata.org/mental-health.

6 Catherine Woodyard, "Exploring the Therapeutic Effects of Yoga and Its Ability to Increase Quality of Life", *International Journal of Yoga*, 4, nº 2 (julho-dezembro de 2011), p. 49-54, https://www.ncbi.nlm.nih.gov/pmc/articles/PMC3193654/.

7 Richa Rathod, Anvita Kale e Sadhana Joshi, "Novel Insights into the Effect of Vitamin B_{12} and Omega-3 Fatty Acids on Brain Function", *Journal of Biomedical Science*, 23 (2017), p. 17, https://www.ncbi.nlm.nih.gov/pmc/articles/PMC4727338/.

8 Lauren M. Young, Andrew Pipingas, David J. White, Sarah Gauci e Andrew Scholey, "A Systematic Review and Meta-Analysis of B Vitamin

Supplementation on Depressive Symptoms, Anxiety, and Stress: Effects on Healthy and 'At-Risk' Individuals", *Nutrients*, 11, nº 9 (setembro de 2019), p. 2.232, https://www.ncbi.nlm.nih.gov/pmc/articles/PMC6770181/.

Capítulo 2: Sua linda mente

1 Nhu N. Huynh e Roger S. McIntyre, "What Are the Implications of the STAR*D Trial for Primary Care? A Review and Synthesis", *Primary Care Companion to the Journal of Clinical Psychiatry*, 10, nº 2 (2008), p. 91-96, https://www.ncbi.nlm.nih.gov/pmc/articles/PMC2292446/.

2 A. F. T. Arnsten, "Ameliorating Prefrontal Cortical Dysfunction in Mental Illness: Inhibition of Phosphotidyl Inositol-Protein Kinase C Signaling", *Psychopharmacology* (Berlim), 202, nº 1-3 (janeiro de 2009), p. 445-455, https://www.ncbi.nlm.nih.gov/pmc/articles/PMC2864782/.

3 Cynthia M. Schumann, Melissa D. Bauman e David G. Amaral, "Abnormal Structure or Function of the Amygdala Is a Common Component of Neurodevelopmental Disorders", *Neuropsychologia*, 49, nº 4 (março de 2011), p. 745-759, https://www.ncbi.nlm.nih.gov/pmc/articles/PMC3060967/.

4 Ausaf Bari, Tianyi Niu, Jean-Philippe Langevin e Itzhak Fried, "Limbic Neuromodulation: Implications for Addiction, Posttraumatic Stress Disorder, and Memory", *Neurosurgery Clinics of North America*, 25, nº 1 (janeiro de 2014), p. 137-145, https://www.ncbi.nlm.nih.gov/pmc/articles/PMC4445935/.

5 Kieran O'Driscoll e John Paul Leach, "'No Longer Gage': An Iron Bar Through the Head: Early Observations of Personality Change After Injury to the Prefrontal Cortex", *BMJ: British Medical Journal*, 317, nº 7.174 (19 de dezembro de 1998), p. 1.673-1.674, acessado em 24 de março de 2021, https://www.ncbi.nlm.nih.gov/pmc/articles/PMC1114479/.

6 Joseph Barrash, Donald T. Stuss, Nazan Aksan, Steven W. Anderson, Robert D. Jones, Kenneth Manzel e Daniel Tranel, "'Frontal Lobe Syndrome'? Subtypes of Acquired Personality Disturbances in Patients with Focal Brain Damage", *Cortex*, 106 (setembro de 2018), p. 65-80, https://www.ncbi.nlm.nih.gov/pmc/articles/PMC6120760/.

7 Elisabeth M. Weiss, "Neuroimaging and Neurocognitive Correlates of Aggression and Violence in Schizophrenia", *Scientifica*, 2012, article ID

158646, 12 páginas (24 de setembro de 2012), https://www.hindawi.com/journals/scientifica/2012/158646/.

8. Jennifer L. Whitwell, "FTD Spectrum: Neuroimaging Across the FTD Spectrum", *Progress in Molecular Biology and Translational Science*, 165 (2019), p. 187-223, https://www.ncbi.nlm.nih.gov/pmc/articles/PMC7153045/.

9. Marcelo Schwarzbold, Alexandre Diaz, Evandro Tostes Martins, Armanda Rufino, Lúcia Nazareth Amante, Maria Emília Thais, João Quevedo et al., "Psychiatric Disorders and Traumatic Brain Injury", *Neuropsychiatric Disease and Treatment*, 4, nº 4 (agosto de 2008), p. 797-816, https://www.ncbi.nlm.nih.gov/pmc/articles/PMC2536546/.

10. M. D. Heatly, "Text of Psychiatrist's Notes on Sniper", *New York Times*, 3 de agosto de 1966, https://archive.nytimes.com/www.nytimes.com/library/national/080366tx-shoot.html.

11. Tuomas K. Pernu e Nadine Elzein, "From Neuroscience to Law: Bridging the Gap", *Frontiers in Psychology*, 11 (2020), p. 1.862, https://www.ncbi.nlm.nih.gov/pmc/articles/PMC7642893/.

12. Mayur Pandya, Murat Altinay, Donald A. Malone e Amit Anand, "Where in the Brain Is Depression?", *Current Psychiatry Reports*, 14, nº 6 (dezembro de 2012), p. 634-642, https://www.ncbi.nlm.nih.gov/pmc/articles/PMC3619732/.

13. L. Stein, "Chemistry of Reward and Punishment", em D. H. Efron, org., *Proceedings of the American College of Neuro-Psychopharmacology* (Washington, U.S. Government Printing Office, 1968), p. 105-123.

14. Bruno Müller-Oerlinghausen e Mohammed T. Abou-Saleh, "Alec J. Coppen – A Pioneering Psychiatrist Who Discovered the Pivotal Role of Serotonin in the Pathogenesis of Depression as Well as the Antisuicidal Effect of Lithium", *International Journal of Bipolar Disorders*, 7, nº 15 (2 de julho de 2019), https://journalbipolardisorders.springeropen.com/articles/10.1186/s40345-019-0150-3.

15. Chaitra T. Ramachandraiah, Narayana Subramaniam e Manuel Tancer, "The Story of Antipsychotics: Past and Present", *Indian Journal of Psychiatry*, 51, nº 4 (outubro-dezembro de 2009), p. 324-326, https://www.ncbi.nlm.nih.gov/pmc/articles/PMC2802385/.

16. Francisco Lopez-Munoz, Cecilio Alamo e Ramón Cacabelos, "Serendipitous Discovery of First Two Antidepressants", *Taiwanese Journal of Psychiatry*, 28, nº 2 (2014), p. 67-70, http://www.sop.org.tw/sop_journal/Upload_files/28_2/003.pdf.

17 Todd M. Hillhouse e Joseph H. Porter, "A Brief History of the Development of Antidepressant Drugs: From Monoamines to Glutamate", *Experimental and Clinical Psychopharmacology*, 23, nº 1 (fevereiro de 2015), p. 1-21, https://www.ncbi.nlm.nih.gov/pmc/articles/PMC4428540/.

18 "Products – Data Briefs – Number 76 – October 2011", Centers for Disease Control and Prevention, 6 de novembro de 2015, https://www.cdc.gov/nchs/products/databriefs/db76.htm.

19 SuperBowlSammy, "Original Zoloft Commercial", YouTube, 12 de março de 2009, https://www.youtube.com/watch?v=twhvtzd6gXA.

20 "Products – Data Briefs – Number 76 – October 2011."

21 David Dadiomov e Kelly Lee, "The Effects of Ketamine on Suicidality Across Various Formulations and Study Settings", *The Mental Health Clinician*, 9, nº 1 (janeiro de 2019), p. 48-60, https://www.ncbi.nlm.nih.gov/pmc/articles/PMC6322816/.

22 Khalid Saad Al-Harbi, "Treatment-Resistant Depression: Therapeutic Trends, Challenges, and Future Directions", *Patient Preference and Adherence*, 6 (2012), p. 369-388, https://www.ncbi.nlm.nih.gov/pmc/articles/PMC3363299/.

23 Dadiomov e Lee, "The Effects of Ketamine on Suicidality Across Various Formulations and Study Settings".

24 Kurt Smith, "Descartes' Theory of Ideas", *Stanford Encyclopedia of Philosophy*, Stanford University, 14 de junho de 2017, rev. 3 de agosto de 2021, https://plato.stanford.edu/entries/descartes-ideas/.

Capítulo 3: A cura além da medicina

1 Allison L. Baier, Alexander C. Kline e Norah C. Feeny, "Therapeutic Alliance as a Mediator of Change: A Systematic Review and Evaluation of Research", *Clinical Psychology Review*, 82 (dezembro de 2020), p. 101.921, https://www.sciencedirect.com/science/article/abs/pii/S0272735820301094?dgcid=rss_sd_all.

2 Dorothy E. Stubbe, "The Therapeutic Alliance: The Fundamental Element of Psychotherapy", *Focus*, 16, nº 4 (outono de 2018), p. 402-403, https://focus.psychiatryonline.org/doi/101176/appi.focus.20180022.

3 Tori DeAngelis, "Better Relationships with Patients Lead to Better

Outcomes", *Monitor on Psychology*, 50, nº 10 (1º de novembro de 2019), p. 38, acessado em 26 de março de 2021, https://www.apa.org/monitor/2019/11/ce-corner-relationships.

4 Sungkyu Lee, Aileen B. Rothbard e Elizabeth L. Noll, "Length of Inpatient Stay of Persons with Serious Mental Illness: Effects of Hospital and Regional Characteristics", *Psychiatric Services*, 63, nº 9 (setembro de 2012), p. 889-895, https://ps.psychiatryonline.org/doi/10.1176/appi.ps.201100412.

5 Sarah Ballou, Alissa Beath, Ted J. Kaptchuk, William Hirsch, Thomas Sommers, Judy Nee, Johanna Iturrino *et al.*, "Factors Associated with Response to Placebo in Patients with Irritable Bowel Syndrome and Constipation", *Clinical Gastroenterology and Hepatology*, 16, nº 11 (novembro de 2018), p. 1.738-1.744.e1, https://www.ncbi.nlm.nih.gov/pmc/articles/PMC6414074/.

6 Regine Klinger, Julia Stuhlreyer, Marie Schwartz, Julia Schmitz e Luana Colloca, "Clinical Use of Placebo Effects in Patients with Pain Disorders", *International Review of Neurobiology*, 139 (2018), p. 107-128, https://www.ncbi.nlm.nih.gov/pmc/articles/PMC6175283/.

7 Irving Kirsch, "Antidepressants and the Placebo Effect", *Zeitschrift fur Psychologie*, 222, nº 3 (2014), p. 128-134, https://www.ncbi.nlm.nih.gov/pmc/articles/PMC4172306/.

8 Paul Enck, "Placebo Response in Depression: Is It Rising?", *Lancet*, 3, nº 11 (7 de outubro de 2016), p. 1.005-1.006, https://www.thelancet.com/journals/lanpsy/article/PIIS2215-0366(16)30308-X/fulltext.

9 Darren P. Morton, "Combining Lifestyle Medicine and Positive Psychology to Improve Mental Health and Emotional Well-Being", *American Journal of Lifestyle Medicine*, 12, nº 5 (setembro-outubro de 2018), p. 370-374, https://www.ncbi.nlm.nih.gov/pmc/articles/PMC6146362/.

Capítulo 4: A sobrevivência do mais apto

1 "Building Your Resilience", American Psychological Association, acessado em 27 de março de 2021, https://www.apa.org/topics/resilience.

2 S. Maul, I. Giegling, C. Fabbri, F. Corponi, A. Serretti e D. Rujescu, "Genetics of Resilience: Implications from Genome-Wide Association Studies and Candidate Genes of the Stress Response System in Posttraumatic Stress Disorder and Depression", *American Journal of*

Medical Genetics. Part B, Neuropsychiatric Genetics, 183, nº 2 (março de 2020), p. 77-94, acessado em 27 de março de 2021, https://pubmed.ncbi.nlm.nih.gov/31583809/.

3 Maul, Giegling, Fabbri et al., "Genetics of Resilience: Implications from Genome-Wide Association Studies and Candidate Genes of the Stress Response System in Posttraumatic Stress Disorder and Depression".

4 Deborah J. Walder, Hanan D. Trotman, Joseph F. Cubells, Joy Brasfield, Yilang Tang e Elaine F. Walker, "Catechol-O-Methyltransferase (COMT) Modulation of Cortisol Secretion in Psychiatrically At-risk and Healthy Adolescents", Psychiatric Genetics, 20, nº 4 (agosto de 2010), p. 166-170, https://www.ncbi.nlm.nih.gov/pmc/articles/PMC3522124/.

5 Paul J. Lucassen, Jens Pruessner, Nuno Sousa, Osborne F. X. Almeida, Anne Marie Van Dam, Grazyna Rajkowska, Dick F. Swaab et al., "Neuropathology of Stress", Acta Neuropathologica, 127 (2014), p. 109-135, https://link.springer.com/article/10.1007/s00401-013-1223-5.

6 Bruce S. McEwen, "Central Effects of Stress Hormones in Health and Disease: Understanding the Protective and Damaging Effects of Stress and Stress Mediators", European Journal of Pharmacology, 583, nº 2-3 (7 de abril de 2008), p. 174-185, https://www.ncbi.nlm.nih.gov/pmc/articles/PMC2474765/.

7 McEwen, "Central Effects of Stress Hormones in Health and Disease".

8 "Stress Effects on the Body", American Psychological Association, acessado em 27 de março de 2021, https://www.apa.org/topics/stress/body.

9 Vasiliki Michopoulos, Abigail Powers, Charles F. Gillespie, Kerry J. Ressler e Tanja Jovanovic, "Inflammation in Fear- and Anxiety-Based Disorders: PTSD, GAD, and Beyond", Neuropsychopharmacology, 42, nº 1 (janeiro de 2017), p. 254-270, https://www.ncbi.nlm.nih.gov/pmc/articles/PMC5143487/.

10 Charles L. Raison e Andrew H. Miller, "Is Depression an Inflammatory Disorder?", Current Psychiatry Reports, 13, nº 6 (dezembro de 2011), p. 467-475, https://www.ncbi.nlm.nih.gov/pmc/articles/PMC3285451/.

11 Isabelle Ouellet-Morin, Michel Boivin, Ginette Dionne, Sonia J. Lupien, Louise Arseneault, Ronald G. Barr, Daniel Perusse et al., "Variations in Heritability of Cortisol Reactivity to Stress as a Function of Early Familial Adversity Among 19-Month-Old Twins", Archives of General Psychiatry, 65, nº 2 (2008), p. 211-218, https://jamanetwork.com/journals/jamapsychiatry/fullarticle/482596.

12 Richard G. Hunter, Jason D. Gray e Bruce S. McEwen, "The Neuroscience of Resilience", *Journal of the Society for Social Work and Research*, 9, nº 2 (2018), p. 305-339, acessado em março de 2021, https://www.journals.uchicago.edu/doi/10.1086/697956.

13 Malcolm Gladwell, *Outliers: The Story of Success* (Nova York, Back Bay Books/Little, Brown, 2009) [Edição brasileira: *Fora de série – Outliers*. (Rio de Janeiro, Sextante, 2011)].

14 Michael Marshall, "Tardigrades: Nature's Great Survivors", *Guardian*, 20 de março de 2021, https://www.theguardian.com/science/2021/mar/20/tardigrades-natures-great-survivors.

15 Adrianna Freedman, "Marcus Smith's Key to Staying Healthy? Starting Therapy", *Men's Health*, 10 de agosto de 2020, https://www.menshealth.com/entertainment/a33563142/marcus-smith-nfl-therapy/.

16 Revista *Men's Health* (@menshealthmag), "Friday Sessions w/ @moneymarc91 and @gregorysbrownmd", vídeo no Instagram, 7 de agosto de 2020, https://www.instagram.com/tv/CDmVjw_BYjf/.

Capítulo 5: Desistindo da morte

1 Goalcast, "This Suicide Survivor Story Will Change Your PERSPECTIVE ON EVERYTHING | Goalcast", YouTube, 12 de novembro de 2020, https://www.youtube.com/watch?v=vGPktsXlhTA.

2 *Ibid.*

3 Kevin Hines, Alys Cole-King e Mel Blaustein, "Hey Kid, Are You OK? A Story of Suicide Survived", *Advances in Psychiatric Treatment*, 19 (2013), p. 292-294.

4 "Golden Gate Bridge Suicides – History", Bridge Rail Foundation, acessado em 6 de abril de 2021, http://www.bridgerail.net/golden-gate-bridge-suicides/history.

5 *Ibid.*

6 "Golden Gate Bridge Suicides – Demographics".

7 Goalcast, "This Suicide Survivor Story Will Change Your PERSPECTIVE ON EVERYTHING".

8 David Owens, Judith Horrocks e Allan House, "Fatal and Non-fatal

Repetition of Self-Harm. Systematic Review", *British Journal of Psychiatry*, 181 (setembro de 2002), p. 193-199, acessado em 16 de março de 2021, https://pubmed.ncbi.nlm.nih.gov/12204922/.

9 "Suicide Data", Organização Mundial da Saúde, acessado em 16 de março de 2021, https://www.who.int/teams/mental-health-and-substance-use/suicide-data.

10 "FastStats – Deaths and Mortality", Centers for Disease Control and Prevention, acessado em 1º de março de 2021, https://www.cdc.gov/nchs/fastats/deaths.htm.

11 "Suicide Statistics", American Foundation for Suicide Prevention, acessado em 9 de março de 2021, https://afsp.org/suicide-statistics/.

12 Isabel Parra-Uribe, Hilario Blasco-Fontecilla, Gemma Garcia-Pares, Luis Martinez-Naval, Oliver ValeroCoppin, Annabel Cebriä-Meca, Maria A. Oquendo et al., "Risk of Re-attempts and Suicide Death After a Suicide Attempt: A Survival Analysis", *BMC Psychiatry*, 17, nº 163 (2017), https://bmcpsychiatry.biomedcentral.com/articles/10.1186/s12888-017-1317-z.

13 "FY 2019 Budget – Congressional Justification", National Institute of Mental Health, U.S. Department of Health and Human Services, acessado em 6 de abril de 2021, https://www.nimh.nih.gov/about/budget/fy-2019-budget-congressional-justification.shtml.

14 G. E. Simon, E. Johnson, J. M. Lawrence, R. C. Rossom, B. Ahmedani, F. L. Lynch, A. Beck et al., "Predicting Suicide Attempts and Suicide Deaths Following Outpatient Visits Using Electronic Health Records", *American Journal of Psychiatry*, 175, nº 10 (1º de outubro de 2018), p. 951-960, acessado em 17 de março de 2021, https://pubmed.ncbi.nlm.nih.gov/29792051/.

15 Julie Lynch, Lucia Prihodova, Padraic J. Dunne, Äine Carroll, Cathal Walsh, Geraldine McMahon e Barry White, "Mantra Meditation for Mental Health in the General Population: A Systematic Review", *European Journal of Integrative Medicine*, 23 (outubro de 2018), p. 101-108, https://www.sciencedirect.com/science/article/pii/S1876382018304591.

16 D. H. Rosen, "Suicide Survivors: A Follow-up Study of Persons Who Survived Jumping from the Golden Gate and San Francisco-Oakland Bay Bridges", *Western Journal of Medicine*, 122, nº 4 (abril de 1975), p. 289-294, https://www.ncbi.nlm.nih.gov/pmc/articles/PMC1129714/?page=1.

17 Yangmei Luo, Xuhai Chen, Senqing Qi, Xuqun You e Xiting Huang, "Well-Being and Anticipation for Future Positive Events: Evidences

from an FMRI Study", *Frontiers in Psychology*, 8 (2017), p. 2.199, https://www.ncbi.nlm.nih.gov/pmc/articles/PMC5767250/.

Capítulo 6: Levando a atenção à respiração

1 "2016 Yoga in America Study Conducted by Yoga Journal and Yoga Alliance Reveals Growth and Benefits of the Practice", Yoga Alliance, acessado em 11 de abril de 2021, https://www.yogaalliance.org/Get_Involved/Media_Inquiries/2016_Yoga_in_America_Study_Conducted_by_Yoga_Journal_and_Yoga_Alliance_Reveals_Growth_and_Benefits_of_the_Practice.

2 Bret Stetka, *A History of the Human Brain: From the Sea Sponge to CRISPR, How Our Brain Evolved* (Portland, Oregon, Timber Press, 2021).

3 Saloni Dattani, Hannah Ritchie e Max Roser, "Mental Health", *Our World in Data*, 20 de janeiro de 2018, https://ourworldindata.org/mental-health.

4 "Americans Say They Are More Anxious than a Year Ago; Baby Boomers Report Greatest Increase in Anxiety", American Psychiatric Association, boletim para a imprensa, acessado em 26 de abril de 2021, https://www.psychiatry.org/newsroom/news-releases/americans-say-they-are-more-anxious-than-a-year-ago-baby-boomers-report-greatest-increase-in-anxiety.

5 Chris Streeter, Patricia L. Gerbarg, Greylin H. Nielsen, Richard P. Brown, J. Eric Jensen e Marisa Silveri, "Effects of Yoga on Thalamic Gamma-Aminobutyric Acid, Mood and Depression: Analysis of Two Randomized Controlled Trials", *Neuropsychiatry*, 8, nº 6 (2018), https://www.jneuropsychiatry.org/peer-review/effects-of-yoga-on-thalamic-gammaaminobutyric-acid-mood-and-depression-analysis-of-two-randomized-controlled-trials-12856.html.

6 Anant Narayan Sinha, Desh Deepak e Vimal Singh Gusain, "Assessment of the Effects of Pranayama/Alternate Nostril Breathing on the Parasympathetic Nervous System in Young Adults", *Journal of Clinical and Diagnostic Research*, 7, nº 5 (maio de 2013), p. 821-823, https://www.ncbi.nlm.nih.gov/pmc/articles/PMC3681046/.

7 "Video: Dr. Weil's Breathing Exercises: 4-7-8 Breath", DrWeil.com, 22 de março de 2019, https://www.drweil.com/videos-features/videos/breathing-exercises-4-7-8-breath/.

Capítulo 7: A solução do sono

1. Viktor Roman, Irene Walstra, Paul G. M. Luiten e Peter Meerlo, "Too Little Sleep Gradually Desensitizes the Serotonin 1A Receptor System", *Sleep*, 28, nº 12 (dezembro de 2005), p. 1.505-1.510, acessado em 3 de maio de 2021, https://pubmed.ncbi.nlm.nih.gov/16408408/.

2. David Nutt, Sue Wilson e Louise Paterson, "Sleep Disorders as Core Symptoms of Depression", *Dialogues in Clinical Neuroscience*, 10, nº 3 (setembro de 2008), p. 329-336, https://www.ncbi.nlm.nih.gov/pmc/articles/PMC3181883/.

3. Adam J. Krause, Eti Ben Simon, Bryce A. Mander, Stephanie M. Greer, Jared M. Saletin, Andrea N. Goldstein-Piekarski e Matthew P. Walker, "The Sleep-Deprived Human Brain", *Nature Reviews Neuroscience*, 18, nº 7 (julho de 2017), p. 40.418, https://www.ncbi.nlm.nih.gov/pmc/articles/PMC6143346/.

4. Luciana Besedovsky, Tanja Lange e Monika Haack, "The Sleep-Immune Crosstalk in Health and Disease", *Physiological Reviews*, 99 (2019), p. 1.325-1.380, https://journals.physiology.org/doi/full/10.1152/physrev.00010.2018.

5. Björn Rasch e Jan Born, "About Sleep's Role in Memory", *Physiological Reviews*, 93, nº 2 (abril de 2013), p. 681-766, https://www.ncbi.nlm.nih.gov/pmc/articles/PMC3768102/.

6. Andy R. Eugene e Jolanta Masiak, "The Neuroprotective Aspects of Sleep", *MEDtube Science*, 3, nº 1 (março de 2015), p. 35-40, https://www.ncbi.nlm.nih.gov/pmc/articles/PMC4651462/.

7. Dale Purves, "The Possible Functions of REM Sleep and Dreaming", em D. Purves, G. J. Augustine, D. Fitzpatrick *et al.*, org., *Neuroscience*, 2ª ed. (Sunderland, Massachusetts, Sinauer Associates, 2001), https://www.ncbi.nlm.nih.gov/books/NBK11121/.

8. "Sleep and Sleep Disorder Statistics", American Sleep Association, acessado em 5 de maio de 2021, https://www.sleepassociation.org/about-sleep/sleep-statistics/.

9. Junxin Li, Michael V. Vitiello e Nalaka S. Gooneratne, "Sleep in Normal Aging", *Sleep Medicine Clinics*, 13, nº 1 (março de 2018), p. 1-11, https://www.ncbi.nlm.nih.gov/pmc/articles/PMC5841578/.

10. Zahid Saghir, Javeria N. Syeda, Adnan S. Muhammad e Tareg H. Balla Abdalla, "The Amygdala, Sleep Debt, Sleep Deprivation, and the Emotion

of Anger: A Possible Connection?", *Cureus*, 10, nº 7 (2 de julho de 2018), e2912, https://www.ncbi.nlm.nih.gov/pmc/articles/PMC6122651/.

11 Andrés Barrera Medina, DeboraYoaly Arana Lechuga, Oscar Sánchez Escandón e Javier Velázquez Moctezuma, "Update of Sleep Alterations in Depression", *Sleep Science*, 7, nº 3 (setembro de 2014), p. 165-169, https://www.sciencedirect.com/science/article/pii/S1984006314000534.

12 Chieh-Hsin Lee e Fabrizio Giuliani, "The Role of Inflammation in Depression and Fatigue", *Frontiers in Immunology*, 10 (2019), p. 1.696, https://www.ncbi.nlm.nih.gov/pmc/articles/PMC6658985/.

13 Maria Basta, George P. Chrousos, Antonio Vela-Bueno e Alexandros N. Vgontzas, "Chronic Insomnia and Stress System", *Sleep Medicine Clinics*, 2, nº 2 (junho de 2007), p. 279-291, https://www.ncbi.nlm.nih.gov/pmc/articles/PMC2128619/.

14 Benjamin A. Plog e Maiken Nedergaard, "The Glymphatic System in Central Nervous System Health and Disease: Past, Present, and Future", *Annual Review of Pathology*, 13 (24 de janeiro de 2018), p. 379-394, acessado em 5 de maio de 2021, https://pubmed.ncbi.nlm.nih.gov/29195051/.

15 Jaime M. Monti, Pablo Torterolo e Seithikurippu R. Pandi-Perumal, "The Effects of Benzodiazepine and Nonbenzodiazepine Agents, Ramelteon, Low-Dose Doxepin, Suvorexant, and Selective Serotonin 5-HT2A Receptor Antagonists and Inverse Agonists on Sleep and Wakefulness", *Clinical Medicine Insights: Therapeutics*, 8 (2016), https://doi.org/10.4137/cmt.s38232.

16 Nava Zisapel, "The Role of Melatonin in Sleep Regulation", em D. P. Cardinali e S. R. Pandi-Perumal, org., *Neuroendocrine Correlates of Sleep/Wakefulness* (Boston, Springer, 2006), p. 295-309, https://doi.org/10.1007/0-387-23692-9_15.

17 Ian M. Colrain, Sharon Turlington e Fiona C. Baker, "Impact of Alcoholism on Sleep Architecture and EEG Power Spectra in Men and Women", *Sleep*, 32, nº 10 (outubro de 2009), p. 1.341-1.352, https://academic.oup.com/sleep/article/32/10/1341/2454479.

18 Esther N. Moszeik, Timo von Oertzen e Karl-Heinz Renner, "Effectiveness of a Short Yoga Nidra Meditation on Stress, Sleep, and Well-Being in a Large and Diverse Sample", *Current Psychology* (2020), https://link.springer.com/article/10.1007/s12144-020-01042-2.

Capítulo 8: Entre em contato com seu ser espiritual

1. K. A. Robinson, M.-R. Cheng, P. D. Hansen e R. J. Gray, "Religious and Spiritual Beliefs of Physicians", *Journal of Religion and Health*, 56, nº 1 (fevereiro de 2017), p. 205-225, acessado em 7 de maio de 2021, https://pubmed.ncbi.nlm.nih.gov/27071796/.

2. "Spiritual", *Merriam-Webster*, acessado em 7 de maio de 2021, https://www.merriam-webster.com/dictionary/spiritual.

3. Maya Spencer, "What Is Spirituality? A Personal Exploration", Royal College of Psychiatrists, 2012, https://www.rcpsych.ac.uk/Docs/Default-Source/Members/Sigs/Spirituality-Spsig/What-Is-Spirituality--Maya-Spencer-X.pdf?Sfvrsn=f28df052_2.

4. "Bible Gateway Passage: Jeremiah 29:11 – New International Version", Bible Gateway, acessado em 7 de maio de 2021, https://www.biblegateway.com/passage/?search=Jeremiah+29%3A11&version=NIV. (A tradução usada foi Jeremias 29:11-13, Bíblia On-line, acessado em 23 de agosto de 2022, https://www.bibliaonline.com.br/acf/jr/29/11-13 – N.T.)

5. Walter Alexander, "Pharmacotherapy for Post Traumatic Stress Disorder in Combat Veterans: Focus on Antidepressants and Atypical Antipsychotic Agents", *P & T*, 37, nº 1 (janeiro de 2012), p. 32-38, https://www.ncbi.nlm.nih.gov/pmc/articles/PMC3278188/.

6. Laurel L. Hourani, Jason Williams, Valerie Forman-Hoffman, Marian E. Lane, Belinda Weimer e Robert M. Bray, "Influence of Spirituality on Depression, Posttraumatic Stress Disorder, and Suicidality in Active Duty Military Personnel", *Depression Research and Treatment*, 2012, article ID 425463, 9 páginas, https://www.hindawi.com/journals/drt/2012/425463/.

7. "Bhagavad Gita Chapter 6 Verse 10", Bhajan Katha e satsang, acessado em 9 de maio de 2021, https://www.yugalsarkar.com/bhagwad-gita--chapter-6-shlok-10-english.

8. Else-Marie Elmholdt Jegindø, Lene Vase, Joshua Charles Skewes, Astrid Juhl Terkelsen, John Hansen, Armin W. Geertz, Andreas Roepstorff et al., "Expectations Contribute to Reduced Pain Levels During Prayer in Highly Religious Participants", *Journal of Behavioral Medicine*, 36 (2013), p. 413-426, https://link.springer.com/article/10.1007%2Fs10865-012-9438-9.

9. James W. Anderson e Paige A. Nunnelley, "Private Prayer Associations with Depression, Anxiety and Other Health Conditions: An Analytical Review of Clinical Studies", *Postgraduate Medicine*, 128, nº 7 (setembro

de 2016), p. 635-641, acessado em 9 de maio de 2021, https://pubmed.ncbi.nlm.nih.gov/27452045/.

10 Arjan W. Braam e Harold G. Koenig, "Religion, Spirituality and Depression in Prospective Studies: A Systematic Review", *Journal of Affective Disorders*, 257 (1º de outubro de 2019), p. 428-438, acessado em 9 de maio de 2021, https://pubmed.ncbi.nlm.nih.gov/31326688/.

11 I-Wen Su, Fang-Wei Wu, Keng-Chen Liang, KaiYuan Cheng, Sung-Tsang Hsieh, Wei-Zen Sun e Tai-Li Chou, "Pain Perception Can Be Modulated by Mindfulness Training: A Resting-State fMRI Study", *Frontiers in Human Neuroscience*, 10, 10 de novembro de 2016, https://www.frontiersin.org/articles/10.3389/fnhum.2016.00570/full.

12 Wiveka Ramel, Philippe R. Goldin, Paula E. Carmona e John R. McQuaid, "The Effects of Mindfulness Meditation on Cognitive Processes and Affect in Patients with Past Depression", *Cognitive Therapy and Research*, 28 (2004), p. 433-455, acessado em 9 de maio de 2021, https://link.springer.com/article/10.1023/B:COTR.0000045557.15923.96.

13 Haiteng Jiang, Bin He, Xiaoli Guo, Xu Wang, Menglin Guo, Zhou Wang, Ting Xue et al., "Brain-Heart Interactions Underlying Traditional Tibetan Buddhist Meditation", *Cerebral Cortex*, 30, nº 2 (21 de março de 2020), p. 439-450, acessado em 9 de maio de 2021, https://pubmed.ncbi.nlm.nih.gov/31163086/.

14 Robinson, Cheng, Hansen e Gray, "Religious and Spiritual Beliefs of Physicians".

15 "Doctors Differ from Patients on Religion", *WebMD*, 22 de junho de 2005, https://www.webmd.com/women/news/20050622/doctors-differ-from-patients-on-religion.

16 Simon Kemp e Kevin Williams, "Demonic Possession and Mental Disorder in Medieval and Early Modern Europe: Psychological Medicine", *Psychological Medicine*, 17, nº 1 (1987), p. 21-29, https://www.cambridge.org/core/journals/psychological-medicine/article/abs/demonic-possession-and-mental-disorder-in-medieval-and-early-modern-europe/2D5330B11623135975112F57C4E8B311.

17 Carlos Espi Forcén e Fernando Espi Forcén, "Demonic Possessions and Mental Illness: Discussion of Selected Cases in Late Medieval Hagiographical Literature", *Early Science and Medicine*, 19, nº 3 (2014), p. 258-279, acessado em 9 de maio de 2021, https://pubmed.ncbi.nlm.nih.gov/25208453/.

18 "Muslims and Mental Health Lab", Department of Psychiatry and Behavioral Sciences, acessado em 9 de maio de 2021, https://med.stanford.edu/psychiatry/research/MuslimMHLab.html.

19 "Mental Health and Faith Community Partnership", American Psychiatric Association, acessado em 9 de maio de 2021, https://www.psychiatry.org/psychiatrists/cultural-competency/engagement-opportunities/mental-health-and-faith-community-partnership.

Capítulo 9: A medicina no prato

1 Seth Ramin, Margaret A. Mysz, Katie Meyer, Benjamin Capistrant, DeAnn Lazovich e Anna Prizment, "A Prospective Analysis of Dietary Fiber Intake and Mental Health Quality of Life in the Iowa Women's Health Study", *Maturitas*, 131 (janeiro de 2020), p. 1-7, acessado em 19 de maio de 2021, https://pubmed.ncbi.nlm.nih.gov/31787141/.

2 Joseph Firth, Nicola Veronese, Jack Cotter, Nitin Shivappa, James R. Hebert, Carolyn Ee, Lee Smith *et al.*, "What Is the Role of Dietary Inflammation in Severe Mental Illness? A Review of Observational and Experimental Findings", *Frontiers in Psychiatry*, 10 (2019), p. 350, https://www.ncbi.nlm.nih.gov/pmc/articles/PMC6529779/.

3 Tim Newman, "Anxiety and Inflammation: What Is the Link?", *Medical News Today*, 16 de março de 2021, acessado em 12 de maio de 2021, https://www.medicalnewstoday.com/articles/anxiety-and-inflammation--is-there-a-link#The-evidence.

4 Douglas Teixeira Leffa, Iraci L. S. Torres e Luis Augusto Rohde, "A Review on the Role of Inflammation in Attention-Deficit/Hyperactivity Disorder", *Neuroimmunomodulation*, 25 (2018), p. 328-333, https://www.karger.com/Article/FullText/489635.

5 A. Keys, A. Menotti, M. J. Karvonen, C. Aravanis, H. Blackburn, R. Buzina, B. S. Djordjevic *et al.*, "The Diet and 15-Year Death Rate in the Seven Countries Study", *American Journal of Epidemiology*, 124, nº 6 (dezembro de 1986), p. 903-915, acessado em 12 de maio de 2021, https://pubmed.ncbi.nlm.nih.gov/3776973/.

6 Jane E. Brody, "Dr. Ancel Keys, 100, Promoter of Mediterranean Diet, Dies", *New York Times*, 23 de novembro de 2004, https://www.nytimes.com/2004/11/23/obituaries/dr-ancel-keys-100-promoter-of-mediterranean-diet-dies.html.

7 C. T. McEvoy, H. Guyer, K. M. Langa e K. Yaffe, "Neuroprotective Diets Are Associated with Better Cognitive Function: The Health and Retirement Study", *Journal of the American Geriatrics Society*, 65, nº 8 (agosto de 2017), p. 1.857-1.862, acessado em 19 de maio de 2021, https://pubmed.ncbi.nlm.nih.gov/28440854/.

8 Maria Chiara Mentella, Franco Scaldaferri, Caterina Ricci, Antonio Gasbarrini e Giacinto Abele Donato Miggiano, "Cancer and Mediterranean Diet: A Review", *Nutrients*, 11, nº 9 (setembro de 2019), p. 2.059, https://www.ncbi.nlm.nih.gov/pmc/articles/PMC6770822/.

9 McEvoy, Guyer, Langa e Yaffe, "Neuroprotective Diets Are Associated with Better Cognitive Function".

10 Silvia Carlos, Carmen De La Fuente-Arrillaga, Maira Bes-Rastrollo, Cristina Razquin, Anais Rico-Campa, Miguel Angel Martínez-González *et al.*, "Mediterranean Diet and Health Outcomes in the SUN Cohort", *Nutrients*, 10, nº 4 (31 de março de 2018), p. 439, acessado em 12 de maio de 2021, https://pubmed.ncbi.nlm.nih.gov/29614726/.

11 Almudena Sánchez-Villegas, Miguel Delgado-Rodríguez, Alvaro Alonso, Javier Schlatter, Francisca Lahortiga, Lluis Serra Majem e Miguel Angel Martínez-González, "Association of the Mediterranean Dietary Pattern with the Incidence of Depression: The Seguimiento Universidad De Navarra/University of Navarra Follow-up (SUN) Cohort", *Archives of General Psychiatry*, 66, nº 10 (outubro de 2009), p. 1.090-1.098, https://jamanetwork.com/journals/jamapsychiatry/fullarticle/210386.

12 Camille Lassale, G. David Batty, Amaria Baghdadli, Felice Jacka, Almudena Sánchez-Villegas, Mika Kivimäki e Tasnime Akbaraly, "Healthy Dietary Indices and Risk of Depressive Outcomes: A Systematic Review and Meta-Analysis of Observational Studies", *Molecular Psychiatry*, 24 (2019), p. 965-986, https://www.nature.com/articles/s41380-018-0237-8.

13 Ye Li, Mei-Rong Lv, Yan-Jin Wei, Ling Sun, Ji-Xiang Zhang, Huai-Guo Zhang e Bin Li, "Dietary Patterns and Depression Risk: A Meta-Analysis", *Psychiatry Research*, 253 (julho de 2017), p. 373-382, https://www.sciencedirect.com/science/artide/abs/pii/S0165178117301981.

14 Felice N. Jacka, Adrienne O'Neil, Rachelle Opie, Catherine Itsiopoulos, Sue Cotton, Mohammedreza Mohebbi, David Castle *et al.*, "A Randomised Controlled Trial of Dietary Improvement for Adults with Major Depression (the 'SMILES' Trial)", *BMC Medicine*, 15, nº 23 (2017), https://bmcmedicine.biomedcentral.com/articles/10.1186/s12916-017-0791-y.

15 Laura R. LaChance e Drew Ramsey, "Antidepressant Foods: An Evidence-Based Nutrient Profiling System for Depression", *World Journal of Psychiatry*, 8, nº 3 (20 de setembro de 2018), p. 97-104, https://www.wjgnet.com/2220-3206/full/v8/i3/97.htm.

16 Stephanie A. Flowers, Kristen M. Ward e Crystal T. Clark, "The Gut Microbiome in Bipolar Disorder and Pharmacotherapy Management", *Neuropsychobiology*, 79 (2020), p. 43-49, https://www.karger.com/Article/FullText/504496.

17 Majella O'Neill, "Psychobiotic Revolution: Mood, Food and the New Science of the Gut-Brain Connection" (website), acessado em 12 de maio de 2021, http://psychobiotic-revolution.com/.

18 Megan Clapp, Nadia Aurora, Lindsey Herrera, Manisha Bhatia, Emily Wilen e Sarah Wakefield, "Gut Microbiota's Effect on Mental Health: The Gut-Brain Axis" *Clinics and Practice*, 7, nº 4 (15 de setembro de 2017), p. 987, https://www.ncbi.nlm.nih.gov/pmc/articles/PMC5641835/.

19 H. Aslam, J. Green, F. N. Jacka, F. Collier, M. Berk, J. Pasco e S. L. Dawson, "Fermented Foods, the Gut and Mental Health: A Mechanistic Overview with Implications for Depression and Anxiety", *Nutritional Neuroscience*, 23, nº 9 (setembro de 2020), p. 659-671, acessado em 14 de maio de 2021, https://pubmed.ncbi.nlm.nih.gov/30415609/.

20 Tao Yang, Zheng Nie, Haifeng Shu, Yongqin Kuang, Xin Chen, Jingmin Cheng, Sixun Yu *et al.*, "The Role of BDNF on Neural Plasticity in Depression", *Frontiers in Cellular Neuroscience*, nº 82 (abril de 2020), https://www.frontiersin.org/articles/10.3389/fncel.2020.00082/full.

21 A. Sanchez-Villegas, C. Galbete, M. A. Martinez-Gonzalez, J. A. Martinez, C. Razquin, J. Salas-Salvado, R. Estruch *et al.*, "The Effect of the Mediterranean Diet on Plasma Brain-Derived Neurotrophic Factor (BDNF) Levels: the PREDIMED-NAVARRA Randomized Trial", *Nutritional Neuroscience*, 14, nº 5 (setembro de 2011), p. 195-201, acessado em 14 de maio de 2021, https://pubmed.ncbi.nlm.nih.gov/22005283/.

22 Denes Stefler, Sofia Malyutina, Ruzena Kubinova, Andrzej Pajak, Anne Peasey, Hynek Pikhart, Eric J. Brunner e Martin Bobak, "Mediterranean Diet Score and Total and Cardiovascular Mortality in Eastern Europe: The HAPIEE Study", *European Journal of Nutrition*, 56, nº 1 (2017), p. 421-449, https://www.ncbi.nlm.nih.gov/pmc/articles/PMC5290049/.

23 H. M. Chandola e Ila Tanna, "Role of Omega-3 Fatty Acids in Brain and Neurological Health with Special Reference to Clinical Depression", em

Omega-3 Fatty Acids in Brain and Neurological Health (Londres, Elsevier/ Academic Press, 2014), p. 163-179, https://www.sciencedirect.com/science/article/pii/B9780124105270000144.

24. E. M. Sublette, S. P. Ellis, A. L. Geant e J. J. Mann, "Meta-Analysis of the Effects of Eicosapentaenoic Acid (EPA) in Clinical Trials in Depression", *Journal of Clinical Psychiatry*, 72, nº 12 (dezembro de 2011), p. 1.577-1.584, acessado em 18 de maio de 2021, https://pubmed.ncbi.nlm.nih.gov/21939614/.

25. Jane Pei-Chen Chang, Kuan-Pin Su, Valeria Mondelli e Carmine M. Pariante, "Omega-3 Polyunsaturated Fatty Acids in Youths with Attention Deficit Hyperactivity Disorder: A Systematic Review and Meta-Analysis of Clinical Trials and Biological Studies", *Neuropsychopharmacology*, 43, nº 3 (fevereiro de 2018), p. 534-545, acessado em 18 de maio de 2021, https://www.ncbi.nlm.nih.gov/pmc/articles/PMC5669464/.

26. Rajsekhar Adhikary e Vivekananda Mandal, "L-Theanine: A Potential Multifaceted Natural Bioactive Amide as Health Supplement", *Asian Pacific Journal of Tropical Biomedicine*, 7, nº 9 (setembro de 2017), p. 842-848, https://www.sciencedirect.com/science/article/pii/S2221169117308420.

27. Ai Yoto, Mao Motoki, Sato Murao e Hidehiko Yokogoshi, "Effects of L-Theanine or Caffeine Intake on Changes in Blood Pressure Under Physical and Psychological Stresses", *Journal of Physiological Anthropology*, 31, nº 28 (2012), https://jphysiolanthropol.biomedcentral.com/articles/10.1186/1880-6805-31-28.

28. T. Passeron, R. Bouillon, V. Callender, T. Cestari, T. L. Diepgen, A. C. Green, J. C. van der Pols *et al.*, "Sunscreen Photoprotection and Vitamin D Status", *British Journal of Dermatology*, 181, nº 5 (novembro de 2019), p. 916-931, https://www.ncbi.nlm.nih.gov/pmc/articles/PMC6899926/.

29. G. B. Parker, H. Brotchie e R. K. Graham, "Vitamin D and Depression", *Journal of Affective Disorders*, 208 (15 de janeiro de 2017), p. 56-61, acessado em 18 de maio de 2021, https://pubmed.ncbi.nlm.nih.gov/27750060/.

30. F. Vellekkatt e V. Menon, "Efficacy of Vitamin D Supplementation in Major Depression: A Meta-Analysis of Randomized Controlled Trials", *Journal of Postgraduate Medicine*, 65, nº 2 (abril-junho de 2019), p. 74-80, https://www.ncbi.nlm.nih.gov/pmc/articles/PMC6515787/.

31. S. Wheeler, "42% of Americans Are Vitamin D Deficient. Are You Among Them?", Mercy Medical Center, 1º de julho de 2018, https://www.cantonmercy.org/healthchat/42-percent-of-americans-are-vitamin-d-deficient/.

32 R. T. Liu, R. F. L. Walsh e A. E. Sheehan, "Prebiotics and Probiotics for Depression and Anxiety: A Systematic Review and Meta-Analysis of Controlled Clinical Trials", *Neuroscience and Biobehavioral Reviews*, 102 (julho de 2019), p. 13-23, acessado em 18 de maio de 2021, https://pubmed.ncbi.nlm.nih.gov/31004628/.

Capítulo 10: Mexa o corpo para o bem da mente

1 J. D. Meyer, K. M. Crombie, D. B. Cook, C. J. Hillard e K. F. Koltyn, "Serum Endocannabinoid and Mood Changes After Exercise in Major Depressive Disorder", *Medicine and Science in Sports and Exercise*, 51, nº 9 (setembro de 2019), p. 1.909-1.117, acessado em 19 de maio de 2021, https://pubmed.ncbi.nlm.nih.gov/30973483/.

2 Mario Stampanoni Bassi, Luana Gilio, Pierpaolo Maffei, Ettore Dolcetti, Antonio Bruno, Fabio Buttari, Diego Centonze et al., "Exploiting the Multifaceted Effects of Cannabinoids on Mood to Boost Their Therapeutic Use Against Anxiety and Depression", *Frontiers in Molecular Neuroscience*, 11, 20 de novembro de 2018, https://www.frontiersin.org/articles/10.3389/fnmol.2018.00424/full.

3 F. Chaouloff, "Physical Exercise and Brain Monoamines: A Review", *Acta Physiologica Scandinavica*, 137, nº 1 (setembro de 1989), p. 1-13, acessado em 20 de maio de 2021, https://pubmed.ncbi.nlm.nih.gov/2678895/.

4 J. Firth, B. Stubbs, S. Rosenbaum, D. Vancampfort, B. Malchow, F. Schuch, R. Elliott et al., "Aerobic Exercise Improves Cognitive Functioning in People with Schizophrenia: A Systematic Review and Meta-Analysis", *Schizophrenia Bulletin*, 43, nº 3 (maio de 2017), p. 546-556, acessado em 20 de maio de 2021, https://pubmed.ncbi.nlm.nih.gov/27521348/.

5 J. R. Huertas, R. A. Casuso, P. H. Agustin e S. Cogliati, "Stay Fit, Stay Young: Mitochondria in Movement: The Role of Exercise in the New Mitochondrial Paradigm", *Oxidative Medicine and Cellular Longevity*, 2019 (19 de junho de 2019), 7058350, acessado em 20 de maio de 2021, https://pubmed.ncbi.nlm.nih.gov/31320983/.

6 M. A. Kredlow, M. C. Capozzoli, B. A. Hearon, A. W. Calkins e M. W. Otto, "The Effects of Physical Activity on Sleep: A Meta-Analytic Review", *Journal of Behavioral Medicine*, 38, nº 3 (junho de 2015), p. 427-449, acessado em 20 de maio de 2021, https://pubmed.ncbi.nlm.nih.gov/25596964/.

7 T. You, N. C. Arsenis, B. L. Disanzo e M. J. Lamonte, "Effects of Exercise

Training on Chronic Inflammation in Obesity: Current Evidence and Potential Mechanisms", *Sports Medicine* (Auckland, Nova Zelândia) 43, nº 4 (abril de 2013), p. 243-256, acessado em 20 de maio de 2021, https://pubmed.ncbi.nlm.nih.gov/23494259/.

8 "American Heart Association Recommendations for Physical Activity in Adults and Kids", www.heart.org, acessado em 20 de maio de 2021, https://www.heart.org/en/healthy-living/fitness/fitness-basics/aha-recs-for-physical-activity-in-adults.

9 "New Guidelines: Exercise Key Part of Mental Health Treatment", Psychiatry & Behavioral Health Learning Network, 15 de outubro de 2018, https://www.psychcongress.com/article/new-guidelines-exercise-key-part-mental-health-treatment.

10 Daniel Thomson, Alyna Turner, Sue Lauder, Margaret E. Gigler, Lesley Berk, Ajeet B. Singh, Julie A. Pasco *et al.*, "A Brief Review of Exercise, Bipolar Disorder, and Mechanistic Pathways", *Frontiers in Psychology*, 6 (2015), p. 147, https://www.ncbi.nlm.nih.gov/pmc/articles/PMC4349127/.

11 Joseph Firth, Marco Solmi, Robyn E. Wootton, Davy Vancampfort, Felipe B. Schuch, Erin Hoare, Simon Gilbody *et al.*, "A Meta-Review of 'Lifestyle Psychiatry': The Role of Exercise, Smoking, Diet and Sleep in the Prevention and Treatment of Mental Disorders", *World Psychiatry*, 19, nº 3 (15 de setembro de 2020), p. 360-380, https://onlinelibrary.wiley.com/doi/full/10.1002/wps.20773.

CONHEÇA ALGUNS DESTAQUES DE NOSSO CATÁLOGO

- Augusto Cury: Você é insubstituível (2,8 milhões de livros vendidos), Nunca desista de seus sonhos (2,7 milhões de livros vendidos) e O médico da emoção
- Dale Carnegie: Como fazer amigos e influenciar pessoas (16 milhões de livros vendidos) e Como evitar preocupações e começar a viver
- Brené Brown: A coragem de ser imperfeito – Como aceitar a própria vulnerabilidade e vencer a vergonha (600 mil livros vendidos)
- T. Harv Eker: Os segredos da mente milionária (2 milhões de livros vendidos)
- Gustavo Cerbasi: Casais inteligentes enriquecem juntos (1,2 milhão de livros vendidos) e Como organizar sua vida financeira
- Greg McKeown: Essencialismo – A disciplinada busca por menos (400 mil livros vendidos) e Sem esforço – Torne mais fácil o que é mais importante
- Haemin Sunim: As coisas que você só vê quando desacelera (450 mil livros vendidos) e Amor pelas coisas imperfeitas
- Ana Claudia Quintana Arantes: A morte é um dia que vale a pena viver (400 mil livros vendidos) e Pra vida toda valer a pena viver
- Ichiro Kishimi e Fumitake Koga: A coragem de não agradar – Como se libertar da opinião dos outros (200 mil livros vendidos)
- Simon Sinek: Comece pelo porquê (200 mil livros vendidos) e O jogo infinito
- Robert B. Cialdini: As armas da persuasão (350 mil livros vendidos)
- Eckhart Tolle: O poder do agora (1,2 milhão de livros vendidos)
- Edith Eva Eger: A bailarina de Auschwitz (600 mil livros vendidos)
- Cristina Núñez Pereira e Rafael R. Valcárcel: Emocionário – Um guia lúdico para lidar com as emoções (800 mil livros vendidos)
- Nizan Guanaes e Arthur Guerra: Você aguenta ser feliz? – Como cuidar da saúde mental e física para ter qualidade de vida
- Suhas Kshirsagar: Mude seus horários, mude sua vida – Como usar o relógio biológico para perder peso, reduzir o estresse e ter mais saúde e energia

sextante.com.br